Ningthoujam Kheroda Devi
Rohini Dua

Lesões de luxação

Ningthoujam Kheroda Devi
Rohini Dua

Lesões de luxação

Lesões dentárias traumáticas

ScienciaScripts

Imprint

Any brand names and product names mentioned in this book are subject to trademark, brand or patent protection and are trademarks or registered trademarks of their respective holders. The use of brand names, product names, common names, trade names, product descriptions etc. even without a particular marking in this work is in no way to be construed to mean that such names may be regarded as unrestricted in respect of trademark and brand protection legislation and could thus be used by anyone.

Cover image: www.ingimage.com

This book is a translation from the original published under ISBN 978-620-7-84442-5.

Publisher:
Sciencia Scripts
is a trademark of
Dodo Books Indian Ocean Ltd. and OmniScriptum S.R.L publishing group

120 High Road, East Finchley, London, N2 9ED, United Kingdom
Str. Armeneasca 28/1, office 1, Chisinau MD-2012, Republic of Moldova, Europe
Printed at: see last page
ISBN: 978-620-7-93002-9

Índice

Introdução

Os traumatismos dentários são lesões dos dentes, do periodonto e dos tecidos moles circundantes. São geralmente súbitas, circunstanciais, inesperadas, acidentais e requerem frequentemente cuidados de emergência. Não é uma doença, mas uma consequência de vários factores de risco inevitáveis na vida **(Lam 2016)**.

Os traumatismos dentários (TDI) são considerados a quinta doença mais prevalente em todo o mundo. Estima-se que mais de mil milhões de pessoas tenham sofrido uma lesão dentária ao longo da sua vida. No entanto, os TDI continuam a ser negligenciados pelas organizações internacionais de saúde pública e as pessoas não têm conhecimento da gestão de emergências traumáticas, levando a consequências graves para a qualidade de vida de muitos pacientes **(Agouropoulos et al. 2021)**.

As lesões traumáticas em medicina dentária compreendem 5% de todas as lesões em pessoas que procuram primeiros socorros e até 17% de todas as lesões corporais em crianças em idade pré-escolar **(Andersson et al. 2013)**. A prevalência de lesões traumáticas em crianças de 0-6 anos de idade variou de 11% a 30%. As lesões nos dentes decíduos são comuns em crianças pequenas devido à falta de coordenação muscular nos primeiros anos de vida **(Wankhade et al. 2013)**. O pico de incidência de traumatismos dentários ocorre entre 1 e 3 anos de idade e os dentes mais frequentemente afectados em ambas as dentições são os incisivos superiores, devido à sua posição na arcada dentária **(Ranka et al. 2013)**. A incidência de TDI no grupo etário de 1-6 anos de idade foi de aproximadamente 50% de todos os traumas ocorridos antes dos 4 anos de idade, indicando uma taxa de incidência anual de 1,7% para crianças com menos de 6 anos de idade **(Skaare & Jacobsen 2005)**.

As quedas não intencionais, as colisões e as actividades de lazer são as razões mais comuns para os TDI, especialmente quando as crianças aprendem a gatinhar, a andar, a correr e a abraçar o seu ambiente físico. Os homens também têm maior probabilidade de sofrer traumatismos dentários do que as mulheres. O traumatismo na dentição decídua pode resultar em dor, perda de função, preocupações estéticas e consequências psicológicas para a criança e a sua família **(Ritwik et al. 2015)**.

As crianças com dentes fracturados têm dificuldades em comer e apreciar a comida. Verificou-se também que as crianças com problemas dentários não tratados evitam sorrir e têm interacções sociais negativas em comparação com os seus pares não lesionados. Por isso, a importância do tratamento de dentes anteriores traumatizados está a aumentar de dia para dia **(Taiwo et al. 2011)**.

Os dentes decíduos são altamente suscetíveis a lesões por luxação (deslocamento), constituindo 21%-81% de todos os TDI. Essas lesões são geralmente observadas em crianças de 2 a 3 anos de idade, pois tendem a ser fisicamente mais ativas, mas sem coordenação motora totalmente amadurecida **(Goswami et al. 2019)**. As lesões por luxação compreendem 15-61% dos traumas dentários em dentes permanentes **(Andreasen 1970)**.

Na luxação dentária, o ligamento periodontal, o cemento e o tecido pulpar são comprometidos **(Andersson et al. 2007)**. As lesões por luxação podem ser classificadas em vários tipos, de acordo com a direção e a quantidade de deslocamento: Concussão, Subluxação, Luxação Lateral, Extrusão, Intrusão. A avulsão ou exarticulação do dente é a forma mais grave de lesão por deslocamento, em que o dente é completamente arrancado da cavidade **(Goswami et al. 2019)**.

A extensão dos danos no fornecimento de sangue e de nervos à polpa depende da gravidade da lesão de luxação. Pode variar desde uma lesão menor, como hemorragia local, estiramento ou compressão dos nervos e vasos sanguíneos no caso de uma concussão ou subluxação, até à rutura completa do fornecimento de sangue e nervos à polpa, que é provável que ocorra numa luxação lateral (**Lauridsen et al.2012**).

A lesão por concussão e subluxação foi descrita pela primeira vez como tipos separados de lesão do ligamento periodontal (PDL) e da polpa em 1972. Uma lesão por concussão é definida como uma lesão das estruturas de suporte dos dentes sem afrouxamento ou deslocamento anormal, mas com uma reação marcada à percussão (**Andreasen 1972**). O teste de sensibilidade pulpar é geralmente positivo e não apresenta alterações radiográficas (**Pedrini et al. 2017**).

Uma lesão por subluxação é definida como uma lesão nas estruturas de suporte do dente com afrouxamento anormal, mas sem deslocamento do dente (**Herman et al. 2012**). Há um aumento da mobilidade na direção horizontal e o dente parece ser sensível à percussão e às forças oclusais. Há sangramento do sulco gengival (**Pedrini et al. 2017**).

A luxação lateral é definida como o deslocamento do dente em uma direção diferente da axial (**Diretrizes da AAPD 2010**). Um dente luxado lateralmente é frequentemente imóvel devido ao seu bloqueio ósseo. Ele produz um som metálico alto durante a percussão. Geralmente, neste tipo de lesão, o suprimento vascular é afetado. Em deslocamentos severos, a vasculatura para a polpa é interrompida e, como consequência, a polpa torna-se necrótica. É provável que o teste de sensibilidade da polpa seja negativo durante o acompanhamento inicial (**Kallel et al. 2022**).

As lesões de luxação extrusiva são causadas pela ação de uma força oblíqua e caracterizam-se por uma elevada mobilidade e deslocação parcial do dente para fora do seu alvéolo. Também são chamadas de avulsões parciais **(Andreasen 1999)**. Clinicamente, o dente aparece alongado e muitas vezes deslocado palatalmente; a oclusão e a mastigação são dolorosas, e a dor espontânea, se presente, é apenas ligeira. Radiograficamente, as partes apical e lateral do alvéolo parecem vazias e, em geral, o espaço do ligamento periodontal está aumentado **(Andreasen 1985)**. A obliteração do canal pulpar (PCO) e a necrose pulpar (PN) são as consequências mais frequentes da luxação extrusiva **(Spinas et al. 2020)**.

A luxação intrusiva foi definida como a deslocação de um dente em direção axial para o interior do osso alveolar. Esta deslocação é considerada completa quando o dente é envolvido pelos tecidos circundantes ou parcial quando o bordo incisal da coroa é visível **(Andreasen 1984).** As contusões do lábio inferior e do queixo são mais frequentes nas lesões por intrusão **(Andreasen 1970)**. O dente pode ser completamente intruído e invisível como resultado de um coágulo sanguíneo ou edema gengival em torno da borda incisal, caso em que os pais ou mesmo o dentista podem pensar que o dente está perdido. O esmagamento e a compressão do osso alveolar são parte integrante de uma lesão por luxação intrusiva. A fratura do alvéolo alveolar pode acompanhar lesões de intrusão de grande impacto, como a queda de uma escada. Os sinais de fratura alveolar podem ser detectados através da palpação suave da mucosa na área traumatizada. Neste caso, os dentes lesionados e o osso cortical mover-se-ão como uma unidade **(Gupta 2011)**. A ocorrência de reabsorção radicular depende da gravidade do dano a essas estruturas **(Andersson et al. 2007)**.

O TDI na dentição decídua pode afetar o desenvolvimento dos dentes permanentes **(Flores et al. 2019)**. As consequências do TDI na dentição decídua incluem lesões periapicais, reabsorção radicular, obliteração do canal pulpar, necrose pulpar e anquilose **(Fidalgo & Maia 2012)**. A descoloração do esmalte, hipoplasia e defeitos da superfície do esmalte são as sequelas mais frequentes em dentes permanentes devido a lesões em dentes decíduos **(Flores et al. 2019)**. Sequelas que podem ocorrer com menos frequência são a dilaceração da coroa e da raiz, o sequestro do germe do dente permanente e até mesmo a duplicação da raiz **(Karataş et al. 2013)**. A TDI em dentes permanentes pode causar complicações permanentes, como necrose pulpar e reabsorção radicular interna e/ou externa e influenciar o desenvolvimento maxilofacial **(Lin et al. 2016)**.

A gestão dos TDIs em crianças é angustiante tanto para a criança como para os pais. Também pode ser um desafio para a equipa dentária. Um TDI na dentição decídua pode muitas vezes ser a razão para a primeira visita da criança ao dentista. É essencial minimizar a ansiedade da criança e dos pais, ou de outros cuidadores, durante a visita inicial. Nesta idade jovem, a criança pode resistir a cooperar para um exame extenso, radiografias e tratamento (Day et al. 2020).

A gestão eficaz das lesões por luxação dentária na dentição decídua é crucial para evitar potenciais complicações a longo prazo. As lesões por luxação compreendem uma grande proporção de lesões dentárias traumáticas (TDIs) em dentes decíduos, devido à resiliência do osso alveolar. Os métodos de tratamento variam de acordo com o tipo de lesão **(Malmgren et al. 2012)**.

Em geral, há evidências limitadas para apoiar muitas das opções de tratamento na dentição decídua. A observação é frequentemente a opção mais adequada numa situação de emergência, exceto se houver risco de aspiração, ingestão ou interferência com a oclusão. Esta abordagem conservadora pode reduzir o sofrimento adicional da criança e o risco de mais danos na dentição permanente **(Day et al. 2020)**.

O controle da dor, o dano potencial ao broto do dente permanente em crescimento e a redução da probabilidade de sequelas são os principais objetivos e fatores que são importantes para o diagnóstico e tratamento das IDTs em crianças com dentição decídua **(Flores 2002).** A terapia de IDT para dentes decíduos difere da terapia para dentes permanentes devido à proximidade do ápice da raiz do dente decíduo com seu sucessor permanente. Os dentes decíduos podem sofrer mais danos por cuidados inadequados do que pelo próprio trauma. Portanto, tratamentos que impeçam a progressão das sequelas do TDI são cruciais. O grau de deslocamento do dente, a mobilidade dentária, a formação da raiz e a capacidade da criança de lidar com uma emergência devem ser considerados pelo dentista, de acordo com os procedimentos da Associação Internacional de Traumatologia Dentária (IATD) **(Das et al. 2023).**

O primeiro passo é observar a resposta do dente aos testes de vitalidade da polpa durante um período de várias semanas. Isso ajuda a determinar a gravidade da concussão e permite decisões de gerenciamento apropriadas **(Andreasen et al. 2018).** As lesões por concussão exigem uma monitorização cuidadosa a longo prazo para garantir resultados favoráveis. Os pacientes devem ser agendados para consultas de acompanhamento regulares para avaliar a vitalidade da polpa e o processo de cicatrização **(Diangelis et al. 2012).** Os pacientes devem ser instruídos sobre como manter uma boa higiene oral e evitar comportamentos que possam agravar a condição, como o consumo de substâncias quentes ou frias **(Flores et al. 2019)**

Para dentes com danos causados por luxação lateral, o reposicionamento e a esplintagem são terapias necessárias. Crucialmente, os dentes adjacentes com lesões de subluxação ou concussão podem ser ferrados sem colocar em risco o ligamento periodontal nos casos em que muitos dentes sofreram lesões mais graves **(Andreasen et al. 2007).** Uma tala flexível durante 2 semanas para lesões de luxação extrusiva **(Kahler et al. 2016).**

Após 2 semanas, o tratamento endodôntico é efectuado se houver suspeita de danos pulpares para evitar a reabsorção inflamatória progressiva **(Das et al.2023)**. As directrizes da IADT recomendam uma tala flexível durante 4 semanas para lesões de luxação lateral **(Kahler et al., 2016)**.

As directrizes da IADT recomendam uma tala flexível durante 4 semanas para lesões de luxação intrusiva em que o(s) dente(s) intrudido(s) tenha(m) sido reposicionado(s) **(Kahler et al. 2016)**.

A escolha do material da tala e a duração variam entre os estudos, com alguns a recomendarem a utilização de talas de resina composta ou talas de fio ortodôntico durante aproximadamente 4-6 semanas **(Kahler et al. 2016)**. Embora não tenha sido demonstrado que o tipo de tala e a duração da mesma afectem os resultados da cicatrização, as directrizes da IADT apoiam a utilização de talas flexíveis sempre que possível. Isto tem sido conseguido com a utilização de resina composta ou de brackets ortodônticos e fio leve. Foi demonstrado que ambas as técnicas causam danos iatrogénicos no esmalte. Foi sugerido o uso de um cimento de ionómero de vidro ativado por resina que é simples de aplicar e remover e causa pouco ou nenhum dano iatrogénico ao esmalte **(Kahler et al. 2016)**.

O tratamento de lesões dentárias traumáticas na dentição decídua tem como objetivo evitar danos ao germe do dente permanente em desenvolvimento, aliviar a dor e minimizar possíveis complicações, como a infeção **(Flores 2002)**. O tratamento é realizado com o objetivo de prevenir a reabsorção relacionada com a infeção. Quando ocorre reabsorção de substituição, o dente acaba por se perder ao longo de um período de anos, dependendo da velocidade de renovação óssea e da idade do paciente **(Andersson 1989)**. A IADT não garante resultados favoráveis ao seguir as directrizes, mas a utilização dos procedimentos recomendados pode maximizar as hipóteses de sucesso **(Flores 2007)**.

O sucesso da cicatrização após uma lesão nos dentes e nos tecidos orais depende de uma boa higiene oral. Para otimizar a cicatrização, os pais ou prestadores de cuidados devem ser aconselhados relativamente aos cuidados a ter com o dente/dentes lesionados e à prevenção de novas lesões através da supervisão de actividades potencialmente perigosas. Limpar a área afetada com uma escova macia ou um cotonete e utilizar um elixir bucal aplicado topicamente duas vezes por dia durante uma semana para evitar a acumulação de placa bacteriana e detritos e para reduzir a carga bacteriana. Deve-se ter cuidado ao comer para não traumatizar ainda mais os dentes feridos, incentivando o retorno à função normal o mais rápido possível **(Malmgren et al. 2012)**.

Os pais ou prestadores de cuidados devem ser informados sobre as possíveis complicações que podem ocorrer, como inchaço, aumento da mobilidade ou trato sinusal. As crianças podem não se queixar de dor, mas pode haver infeção. Os pais ou prestadores de cuidados devem estar atentos a sinais de infeção, como o inchaço das gengivas. Se estiverem presentes, devem levar a criança a um dentista para tratamento. Exemplos de resultados desfavoráveis são encontrados na tabela para cada lesão **(Day et al. 2020)**.

Os factores relacionados com a lesão e o tratamento subsequente podem influenciar os resultados pulpares e periodontais e devem ser cuidadosamente registados. Estes factores de prognóstico têm de ser cuidadosamente recolhidos tanto na consulta inicial como nas visitas de acompanhamento **(Day et al 2020)**.

O acompanhamento a médio e longo prazo tem como objetivo monitorizar o tipo de cicatrização dos diferentes tecidos. É necessário um acompanhamento de, pelo menos, 12 meses para avaliar a cicatrização pulpar **(Belmonte et al. 2013)**. A avaliação da saúde pulpar requer: testes de vitalidade, radiografias, avaliação de quaisquer sintomas e monitorização clínica de alterações na cor e o desenvolvimento de um seio ou inchaço ou sensibilidade à pressão **(Andreasen 1989).** É vital instruir o prestador de cuidados e os doentes jovens relativamente aos cuidados a ter com o dente ferido em casa para uma cura óptima. Isto inclui conselhos sobre analgesia, uma dieta suave, uma higiene oral meticulosa, limpeza da área com colutórios antibacterianos e prevenção de novas lesões **(Elleray et al. 2023).**

Revisão da literatura

Larsso et al. (1989) estudaram retrospetivamente os fatores etiológicos das lesões de luxação em dentes permanentes em relação ao sexo, idade, época do ano e diagnóstico. Foram coletadas 108 fichas de pacientes, com idades entre 6 e 19 anos, com 196 dentes com lesões de luxação. Os incisivos centrais superiores representaram 70% do total de dentes lesionados e 70% dos dentes pertenciam a crianças entre 8 e 12 anos de idade. As quedas (34%) e o andar de bicicleta (30%) foram os motivos mais frequentes de traumatismo, seguidos do desporto (14%) e das agressões (13%). Os rapazes estão mais frequentemente envolvidos em traumatismos. As raparigas são tão frequentemente envolvidas em acidentes desportivos como os rapazes. A subluxação foi o diagnóstico mais frequente (77%), seguido da extrusão, intrusão, ex-articulação e luxação lateral. Os acidentes foram registados com maior frequência durante a primavera e o início do verão. Verificou-se também um ligeiro aumento durante o outono.

Andreasen (1989) estudou prospectivamente o tipo de consolidação da fratura que ocorreu (ou seja, união dos fragmentos por interposição de tecido duro (HT) ou tecido conjuntivo (CT), ou não união caracterizada pela interposição de tecido de granulação entre os fragmentos (GT)). O tratamento inicial foi efectuado de acordo com as directrizes de tratamento estabelecidas pelo cirurgião oral responsável no serviço de urgência. O exame de acompanhamento e o tratamento foram efectuados por 2 dos autores. Verificou-se que a GT podia ser diagnosticada após aproximadamente 3 semanas, enquanto a HT ou CT podiam ser diagnosticadas aproximadamente 6 semanas após o trauma. Muitos factores, considerados um de cada vez, tiveram um efeito significativo ou quase significativo no tipo de consolidação da fratura que ocorreu. No entanto, uma análise de regressão multivariada revelou que os seguintes factores estavam significativamente relacionados com a consolidação da fratura por HT: um grande diâmetro do forame apical e a gravidade da luxação do fragmento coronal (concussão/subluxação maior do que a luxação lateral maior do que a extrusão); a consolidação da fratura por CT: a presença de restaurações nos dentes lesionados no momento da lesão e a presença de doença periodontal marginal; e a não cicatrização da fratura por GT: tipo de fixação (i.A não cicatrização da fratura por GT: tipo de fixação (i.e. fixação com banda ortodôntica versus condicionamento ácido ou sem fixação), terapia antibiótica, um forame apical constrito, aumento do afrouxamento do fragmento coronal e estágio de desenvolvimento radicular (a GT nunca ocorreu em dentes com ápices abertos). Foi demonstrado anteriormente, após lesões por luxação, que o tipo de luxação, o estágio de desenvolvimento da raiz e o tipo de fixação (bandas ortodônticas versus condicionamento ácido ou nenhuma fixação) determinavam o prognóstico da sobrevivência da polpa. Parece, portanto, que os factores gerais que são capazes de prever o tipo de cicatrização observada após a fratura da raiz são os mesmos que após lesões por luxação, apoiando a hipótese de que as fracturas da raiz são outra forma de lesão por luxação, desta vez apenas do fragmento coronal.

Soporowski et al. (1994) investigaram o prognóstico e os correlatos relacionados a 307 lesões de luxação de dentes anteriores decíduos sofridas por 222 pacientes. Os dentes anteriores decíduos que sofreram lesões de luxação foram identificados a partir dos registos dentários de uma clínica dentária pediátrica. Os dados recolhidos incluíram: data de nascimento, sexo e oclusão da criança; data, etiologia e tipo de lesão; tratamento efectuado; e sequelas pós-traumáticas. A idade média das crianças no momento da lesão foi de 3,8 anos, e a etiologia mais comum foi uma queda. As crianças que sofreram intrusões eram significativamente mais novas do que as que sofreram extrusões ou avulsões. Os acidentes desportivos foram mais propensos a causar luxações laterais, enquanto os acidentes de bicicleta foram mais propensos a causar extrusões e avulsões. As fracturas da raiz foram significativamente associadas a luxações laterais. O risco de sofrer uma luxação lateral aumenta com o aumento da idade. Houve uma associação entre o desenvolvimento de sequelas pós-traumáticas e o reposicionamento dos dentes deslocados. As luxações laterais tiveram um aumento acentuado do risco de necrose quando reposicionadas; inversamente, as intrusões tiveram uma diminuição do risco de necrose quando reposicionadas. Os grupos com melhor sobrevivência dentária pós-trauma durante o primeiro ano após a lesão foram aqueles com > 5 anos de idade e < 2 anos de idade. Defeitos hipoplásicos foram observados em 7,7% dos dentes sucedidos e sua prevalência não foi estatisticamente associada ao tipo de lesão de luxação

Holan (1999) avaliou as sequelas e o prognóstico de incisivos primários intruídos. 196 crianças que visitaram a clínica de emergência devido à intrusão de 310 incisivos primários superiores, 110 crianças (172 dentes) estavam disponíveis para o exame de acompanhamento (grupo de estudo). Oitenta e seis crianças (138 dentes) não compareceram ao exame de acompanhamento (grupo de não respondentes). O rácio masculino/feminino foi de 1,7:1. A faixa etária das crianças na altura da lesão era de 12-72 meses (média de 28). O tempo de seguimento variou entre 0 e 59 meses (média de 27). Os resultados mostraram que cinquenta e sete por cento de todos os dentes estavam completamente intruídos. Em 80%, a raiz foi empurrada labialmente. Todos os dentes anquilosados, exceto dois, reerupcionaram, e 37% destes reerupcionaram numa posição ectópica. Os incisivos completamente intruídos reerupcionaram em posição ectópica numa percentagem mais elevada (45%) do que os dentes parcialmente intruídos (30%). Cinquenta e dois por cento dos dentes apresentaram obliteração do canal pulpar (PCO). Sessenta e quatro por cento dos incisivos completamente intruídos apresentaram PCO, em comparação com 40% dos dentes parcialmente intruídos. A retenção da aposição de dentina foi encontrada em 15% dos dentes, e não foi afetada pelo grau de intrusão. Vinte e três dentes foram extraídos logo após a lesão devido à suspeita de contacto com o sucessor permanente em desenvolvimento (19 dentes) e cáries graves (4 dentes). Sessenta e oito por cento dos dentes intruídos sobreviveram mais de 36 meses após a lesão. Vinte e três por cento foram extraídos devido à rutura periodontal e 5% devido a traumas repetidos. A terapia antibiótica não teve qualquer efeito sobre a taxa de sobrevivência. Concluiu-se que a maioria dos incisivos primários intruídos pode reerupcionar e sobreviver sem complicações mais de 36 meses após o trauma, mesmo em casos de intrusão completa e fratura da tábua óssea vestibular.

Assuncao et al. (2011) analisaram lesões por luxação em crianças de 0 a 5 anos atendidas em um serviço de emergência. Foram analisados 1.703 prontuários, correspondentes a um período de 10 anos no Centro de Emergência da Bebê Clínica da Universidade Estadual de Londrina, Brasil. Para cada paciente foram determinados a idade, o sexo, os fatores etiológicos, o tipo de lesão, os dentes lesionados, o tratamento e o intervalo de tempo entre a lesão e o tratamento. Dos registos examinados, 409 pacientes preencheram os critérios do estudo e incluíram um total de 679 dentes lesionados. A análise estatística foi efectuada através do teste do qui-quadrado, com um nível de significância de 5%. A incidência de traumatismos foi maior em meninos (57,0%) e em crianças com menos de dois anos de idade (40,3%). A queda durante a marcha ou corrida foi o fator etiológico mais predominante (37,7%) e o tipo de lesão mais prevalente foi a subluxação (32,6%). As lesões por luxação diminuíram com o aumento da idade (p = 0,045). O tratamento ocorreu geralmente nos primeiros 1-15 dias e foi significativamente associado ao tipo de traumatismo (p = 0,041). O tratamento mais frequente foi "apenas monitor" (74,0%). Em conclusão, foram encontradas mais lesões de luxação em crianças mais novas, predominantemente em rapazes. As quedas resultantes de marcha ou corrida foram o fator etiológico mais observado, sendo a subluxação o tipo de traumatismo mais comum. O tratamento geralmente ocorreu nos primeiros 15 dias após a lesão. Apesar da gravidade destas lesões, o tratamento elegível foi "apenas monitor".

Bogul et al. (2011) descreveram um caso de transplante de um incisivo lateral esquerdo maxilar excessivamente intrusivo para a cavidade de um incisivo central esquerdo maxilar avulsionado. O dente incisivo lateral foi extraído e colocado no alvéolo do dente avulsionado. A imobilização foi mantida durante 2 semanas. Após o tratamento do canal radicular, a coroa do dente incisivo lateral foi remodelada com resina composta em forma de dente central e realizou uma prótese provisória, impedindo o movimento do dente canino para o espaço do dente incisivo lateral transplantado e proporcionando estética. Concluiu-se que o tratamento efectuado foi considerado como uma solução provisória para manutenção do espaço, com o tempo a criança paciente poderá atingir uma idade que permita um tratamento alternativo e mais definitivo como o implante.

Taiwo (2011) determinou a prevalência e as causas das Lesões Dentárias Traumáticas (LDI) em estudantes nigerianos de 12 anos de idade. O estudo também procurou determinar a(s) relação(ões) entre o género, a localização (áreas urbanas e rurais) e o overjet na apresentação de TDIs. O tamanho da amostra incluiu 719 alunos com 12 anos de idade de 36 escolas públicas. Eles foram selecionados proporcionalmente através de uma técnica de amostragem em múltiplos estágios. Os TDIs nos dentes foram avaliados clinicamente por um examinador (o teste de confiabilidade intra-examinador foi de 0,771 pelo teste Alfa de Cronbach). Os TDIs foram classificados de acordo com a classificação da OMS. O overjet foi considerado um risco quando seus valores eram >6 mm. As crianças responderam a um questionário estruturado sobre dados sociodemográficos e comportamentos de saúde oral. A análise foi efectuada com recurso ao SPSS V16.0 (SPSS Inc, Chicago, IL, EUA). O teste do Qui-quadrado de Pearson foi utilizado para testar a associação entre as variáveis e o Odds ratio (OR). Os TDIs foram mais prevalentes entre os homens (P = 0,025, OR = 1,520, 95% CI = 1,049, 2,202) e aqueles com overjet >6 mm (P = 0,029, OR = 0,344, 95% CI = 0,141, 1,088). A ocorrência de TDIs não foi relacionada com a localização (P > 0,05). Concluiu-se que a prevalência de dentes traumatizados entre crianças de 12 anos na Nigéria era comparável a outros estudos. Ser do sexo masculino e ter um overjet >6 mm foram associados a uma maior probabilidade de ter um dente traumatizado.

Diangelis et al. (2012) relataram que as lesões dentárias traumáticas (TDIs) de dentes permanentes ocorrem frequentemente em crianças e adultos jovens. As fracturas e luxações da coroa são as lesões dentárias mais frequentes. O diagnóstico adequado, o planeamento do tratamento e o acompanhamento são importantes para melhorar um resultado favorável. As directrizes devem ajudar os dentistas e os doentes a tomar decisões e a prestar os melhores cuidados de forma eficaz e eficiente. A Associação Internacional de Traumatologia Dentária (IADT) elaborou uma declaração de consenso após uma análise da literatura dentária e discussões em grupo. Investigadores experientes e clínicos de várias especialidades foram incluídos no grupo. Nos casos em que os dados não pareciam conclusivos, as recomendações basearam-se na opinião consensual dos membros da direção da IADT. As directrizes representam a melhor evidência atual baseada na pesquisa bibliográfica e na opinião profissional. O principal objetivo destas directrizes é delinear uma abordagem para os cuidados imediatos ou urgentes dos TDIs. Neste primeiro artigo, foram apresentadas as directrizes da IADT para o tratamento de fracturas e luxações de dentes permanentes.

Lauridsen (2012) relatou e comparou as distribuições de luxações e tipos de fratura entre crianças, adolescentes e adultos, e analisou a distribuição e prevalência de lesões combinadas. O grupo de estudo incluiu 4754 pacientes (3186 homens e 1568 mulheres) com 10166 incisivos permanentes traumatizados tratados no Hospital Universitário de Copenhaga, hospital Rigs. As diferenças nas distribuições dos tipos de trauma entre grupos etários (crianças <12 anos, adolescentes 12-20 anos e adultos >20 anos) e as distribuições de fracturas concomitantes da coroa para cada tipo de luxação foram analisadas com o teste do Qui-quadrado. Os resultados mostraram que um total de 7464 dentes (73,4%) sofreram uma lesão por luxação e 5914 dentes (58,2%) uma fratura. As lesões mais frequentes foram as fracturas da coroa sem exposição pulpar (34,9%), as concussões (24,2%) e as subluxações (22,2%). A frequência relativa de fracturas da coroa sem exposição pulpar diminuiu nos grupos etários (crianças 45,2%, adolescentes 36,5%, adultos 26,3%, P < 0,001), enquanto as frequências relativas de outros tipos de lesões aumentaram nos grupos etários: fracturas da raiz da coroa (crianças 1.8%, adolescentes 6,3%, adultos 9,2%, P < 0,001), fracturas radiculares (crianças 2,5%, adolescentes 4,6%, adultos 8,7%, P < 0,001), e luxações laterais (crianças 5,7%, adolescentes 10,9%, adultos 13,0%, P < 0,001). Um terço dos dentes traumatizados (n = 3212) tinha sofrido uma combinação de uma fratura e uma lesão de luxação. Os tipos de luxação que mais frequentemente apresentaram uma fratura concomitante da coroa foram a concussão (57,9%), a intrusão (47,2%) e a subluxação (33,4%) (P < 0,001). Concluiu-se que a maioria dos TDI eram lesões menores. As frequências relativas dos tipos de lesões variaram entre os grupos etários. Lesões combinadas foram observadas em um terço dos dentes traumatizados e ocorreram mais frequentemente em dentes com concussão, intrusão e subluxação.

Andreasen et al. (2013) afirmaram que a região oral compreende 1% da área total do corpo, mas é responsável por 5% de todas as lesões corporais. Em crianças em idade pré-escolar, as lesões orais representam até 17% de todas as lesões corporais. A incidência de lesões dentárias traumáticas é de 1%-3% e a prevalência é constante, situando-se nos 20%-30%. O custo anual do tratamento é de 2 a 5 milhões de dólares americanos por 1 milhão de habitantes. Os factores etiológicos variam consoante os países e os grupos etários. As implicações importantes para a saúde pública, tais como a melhor forma de organizar os cuidados dentários de emergência e a forma de prevenir os traumatismos dentários, diminuir os custos e aumentar os conhecimentos dos leigos, são factores importantes necessários para alterar os dados epidemiológicos no sentido de valores mais favoráveis no futuro.

Wankhade et al. (2013) relataram um caso sobre o tratamento de um incisivo central superior luxado lateralmente com interferência oclusal usando um plano inclinado fabricado com resina composta. O plano inclinado de resina composta foi utilizado com sucesso para a correção da mordida cruzada causada por luxação lateral, particularmente na apresentação tardia do caso na clínica de Pedodontia após lesão traumática com interferência oclusal. A prevalência de lesões traumáticas em crianças de 0-6 anos de idade variou de 11% a 30%. As lesões nos dentes decíduos são comuns em crianças pequenas devido à falta de coordenação muscular nos primeiros anos de vida. A maioria dos traumatismos ocorre no sexo masculino e feminino como resultado de uma queda no local onde vivem. Concluiu-se que um plano inclinado de resina composta foi utilizado com sucesso para tratar a mordida cruzada num incisivo central superior direito luxado lateralmente (51 dentes) com interferência oclusal.

Aya Qassem (2015) determinou os tipos de sequelas resultantes de luxação intrusiva e lesões subluxativas em dentes anteriores decíduos, bem como o momento em que essas sequelas ocorrem. Neste estudo retrospetivo longitudinal, foram coletados dados de prontuários e radiografias de pacientes com traumatismo dentário (TDI) atendidos no

Centro de Estudos e Tratamento do Traumatismo Dental na Dentição Primária (Pelotas, RS, Brasil). Cinquenta e duas crianças, com setenta dentes intruídos, e 76 crianças, com 99 dentes subluxados, preencheram os critérios de inclusão. Foram investigadas sequelas como descoloração da coroa, fístula, obliteração do canal pulpar (OCP), reabsorção radicular inflamatória (RRI) e reabsorção radicular interna. Os dados sobre as sequelas foram distribuídos em oito períodos de acompanhamento: 0-30 dias, 31-90 dias, 91-180 dias, 181-365 dias, 1-2 anos, 2-3 anos, 3-4 anos e >4 anos. Os resultados mostraram que a amostra era composta por 99 casos de subluxação e 70 dentes intruídos. A descoloração da coroa foi a sequela mais prevalente. Entre os dentes subluxados, <50% dos casos de IRR, fístula, descoloração da coroa e PCO ocorreram dentro de 180 dias após a TDI; entretanto, as sequelas também foram diagnosticadas após períodos mais longos. A maioria das sequelas da intrusão foi diagnosticada nos períodos de 181-365 dias e 1-2 anos, mas também foram observadas após mais de 4 anos de acompanhamento. Concluiu-se que, tanto para a intrusão como para a subluxação, as sequelas do traumatismo foram diagnosticadas mesmo após os 3-4 anos de seguimento.

Skaare et al. (2015) estudaram a frequência de defeitos de esmalte em sucessores permanentes após lesões por luxação. Crianças de 8-15 anos (n = 170) que sofreram lesões de luxação na dentição primária em 2003 foram reexaminadas em 2010. Os sucessores permanentes (n = 300) foram examinados clinicamente e fotografados. Os dados dos registos dentários, da ficha de registo e de um questionário foram analisados por tabulação cruzada e testados pelo teste do qui-quadrado e pelo teste t. Os resultados mostraram que foram registados defeitos de esmalte em 130 dentes sucessores, 22% devido a traumatismo e 21% devido a outros factores etiológicos (HMI, fluorose dentária, idiopática). Os sucessores com defeitos de esmalte surgiram após concussão 8%, subluxação 18%, luxação lateral 41%, intrusão 38% e avulsão 47%. Os defeitos do esmalte estavam associados à idade da criança e à gravidade da lesão ($p < 0,05$). Seis crianças apresentaram defeitos de esmalte em sucessores de dentes decíduos não lesionados. A ansiedade registada pelos cuidadores foi associada à gravidade e ao número de dentes lesionados ($p < 0,05$). De acordo com os prestadores de cuidados, oito crianças desenvolveram medo dentário, sete tinham menos de 3,5 anos e tinham tido os seus dentes lesionados removidos. Concluiu-se que lesões de luxação menores e traumas indirectos podem causar defeitos no esmalte dos sucessores permanentes. A idade mais baixa da lesão, a gravidade e o número de dentes lesionados afectam negativamente o prestador de cuidados e a criança.

Andreasen (2015) reviu os trabalhos deste período no que diz respeito à reação pulpar após trauma mecânico agudo. Esses traumas incluem luxação, avulsão, fratura de raiz e fratura de coroa. Uma pesquisa no PubMed identificou outra literatura em que a análise multivariada foi utilizada, e esses resultados foram comparados com estudos pioneiros anteriores. Este artigo descreveu as respostas pulpares após as referidas lesões agudas e delineou a competição que ocorre entre o crescimento de um novo sistema neurovascular no tecido traumatizado e a invasão bacteriana. Se houver um fornecimento neurovascular intacto à polpa, então as mesmas defesas imunológicas que se encontram no resto do corpo podem funcionar e defender-se contra a infeção. Se isso for perturbado de alguma forma, ocorrerão alterações na polpa (por exemplo, obliteração do canal pulpar, processos de reabsorção) ou morte da polpa (necrose pulpar). Estações intermediárias na resposta pulpar (ou seja, rutura apical transitória) imitaram os sinais cardinais da necrose pulpar, que podem ser reversíveis e levar à cicatrização pulpar. Estes processos também serão abordados no que respeita a uma abordagem de tratamento mais conservadora. Em pacientes jovens, é da maior importância que a vitalidade da polpa seja mantida para assegurar o crescimento e desenvolvimento contínuos da raiz e uma dentição intacta.

Lima et al. (2015) avaliaram as principais complicações pós-traumáticas de luxações severas e dentes reimplantados por meio de análises clínicas e radiográficas. Foram avaliados 83 pacientes com idade entre 7 e 55 anos, apresentando 180 dentes traumatizados que sofreram luxação extrusiva (n = 67), luxação lateral (n = 69), luxação intrusiva (n = 10) e avulsão dentária (n = 34) seguida de reimplante. O período de acompanhamento foi de 24 meses. As complicações examinadas foram: obliteração do canal pulpar, necrose pulpar e reabsorção radicular (inflamatória e de substituição). Além disso, foi observada a relação entre o tempo decorrido até o atendimento odontológico e o desenvolvimento de reabsorção inflamatória. A necrose pulpar foi a principal complicação, ocorrendo em 147 dentes (82,7%). Todos os dentes que sofreram luxação intrusiva e avulsão dentária foram diagnosticados com necrose pulpar, com diferença significativa em relação aos demais traumas (p < 0,001/teste exato de Fisher). A reabsorção radicular inflamatória foi observada em 20,5% dos casos e a reabsorção substitutiva esteve mais relacionada ao reimplante dentário (94,1%), mostrando prevalência significativa entre as luxações dentárias (p < 0,001/teste exato de Fisher). Além disso, observou-se que os pacientes que procuraram tratamento 9 semanas após o episódio de trauma apresentaram 10 vezes mais chances de desenvolver reabsorção inflamatória quando comparados aos pacientes que procuraram tratamento logo após o trauma dentário (teste Odds ratio).

Lam et al. (2016) mostraram que a prevalência, a incidência, a etiologia, o prognóstico e os resultados do traumatismo dentário. A importância de relatórios padronizados, política de saúde oral, métodos de pesquisa adjuntos, prevenção e educação também serão discutidos. Uma pesquisa de artigos relevantes que aparecem em bases de dados como Medline,

Cochranen e SSCI constituiu a base desta revisão. Estudos epidemiológicos indicam que a incidência anual de traumatismo dentário a nível mundial é de cerca de 4,5%. Aproximadamente um terço das crianças e bebés (dentes primários) e um quinto dos adolescentes e adultos (dentes permanentes) sofreram uma lesão dentária traumática. A maioria envolveu os incisivos centrais superiores, principalmente devido a quedas em casa de crianças pequenas e a desportos de contacto em adolescentes. Apesar destas tendências, existe uma variação considerável entre os estudos efectuados dentro de cada jurisdição e entre jurisdições. É necessário normalizar a investigação com uma abordagem consistente em termos de comunicação, classificação e metodologia. Isto permitiria melhorar a investigação e constituir uma base mais sólida para prever o prognóstico.

Flores (2020) As lesões dentárias traumáticas (TDIs) dos dentes permanentes ocorrem frequentemente em crianças e adultos jovens. As fracturas da coroa e as luxações destes dentes são as mais comuns de todas as lesões dentárias. O diagnóstico, o planeamento do tratamento e o acompanhamento adequados são importantes para obter um resultado favorável. As directrizes devem ajudar os dentistas e os pacientes na tomada de decisões e na prestação dos melhores cuidados possíveis, tanto de forma eficaz como eficiente. A Associação Internacional de Traumatologia Dentária (IADT) desenvolveu estas Directrizes como uma declaração de consenso após uma análise exaustiva da literatura dentária e discussões de grupos de trabalho. O grupo de trabalho incluiu investigadores experientes e clínicos de várias especialidades e da comunidade de dentistas em geral. Nos casos em que os dados publicados não pareciam conclusivos, as recomendações basearam-se nas opiniões consensuais do grupo de trabalho. Estas foram depois revistas e aprovadas pelos membros do Conselho de Administração da IADT. Estas Directrizes representam a melhor evidência atual baseada na pesquisa bibliográfica e na opinião de especialistas. O principal objetivo destas Directrizes é delinear uma abordagem para os cuidados imediatos ou urgentes dos TDIs. Neste primeiro artigo, as Directrizes da IADT abrangem o tratamento de fracturas e luxações de dentes permanentes. A IADT não garante, e não pode garantir, resultados favoráveis com a adesão às Diretrizes. No entanto, a IADT acredita que a sua aplicação pode maximizar a probabilidade de resultados favoráveis.

Day et al. (2020) referiram que as lesões traumáticas na dentição decídua apresentam problemas especiais que, frequentemente, exigem uma gestão muito diferente da utilizada na dentição permanente. A Associação Internacional de Traumatologia Dentária (IADT) elaborou estas Directrizes como uma declaração de consenso após uma análise exaustiva da literatura dentária e discussões de grupos de trabalho. O grupo de trabalho incluiu investigadores experientes e clínicos de várias especialidades e da comunidade de dentistas em geral. Nos casos em que os dados publicados não pareciam conclusivos, as recomendações basearam-se nas opiniões consensuais ou nas decisões maioritárias do grupo de trabalho. Estas foram depois revistas e aprovadas pelos membros do Conselho de Administração da IADT. O principal objetivo destas Directrizes é fornecer aos médicos uma abordagem para os cuidados imediatos ou urgentes de lesões dentárias primárias com base nas melhores evidências fornecidas pela literatura e opiniões de especialistas. A IADT não pode, e não garante, resultados favoráveis a partir da adesão estrita às Diretrizes; no entanto, a IADT acredita que a sua aplicação pode maximizar a probabilidade de resultados favoráveis.

Jamal et al. (2020) afirmaram que o trauma desloca um dente da sua posição original, que precisa de ser reposicionado para uma cicatrização óptima e melhores resultados. Para estabilizar os dentes deslocados por trauma, a tala é especificada como o padrão ouro. Neste artigo, discutimos várias técnicas antigas e modernas com base no tipo de material para imobilizar dentes com traumatismo dentoalveolar. De acordo com a recomendação da IADT, a utilização de uma tala flexível é benéfica para uma boa cicatrização. Uma tala biologicamente favorável não só deve ser fácil de utilizar, como também deve ser conveniente em termos de remoção. Cada técnica tem os seus méritos e deméritos. O trauma iatrogénico nos dentes devido à remoção forçada do material deve ser evitado, pois pode resultar em sensibilidade pós-operatória, mas por vezes é inevitável. As talas metálicas ou à base de arame, fixadas com fio de ligadura ou material à base de resina, podem aparecer diretamente ou através do material cimentado e comprometer a estética. Isto piora o impacto fisiológico que o paciente já está a enfrentar após o trauma. O recente avanço no material de imobilização com material reforçado com fibra trouxe uma mudança dramática em termos de resistência e estética, especificamente após lesões dentárias traumáticas. Existem várias outras técnicas aqui discutidas que podem ser usadas para esplintar os dentes quando o dentista tem tempo limitado na emergência ou recursos limitados. O tipo e o tempo de aplicação da tala devem estar de acordo com o tipo de lesão e com a recomendação da IADT para seguir os padrões de cuidados.

Agouropoulos (2020) avaliou o TDI em dentes decíduos e permanentes entre crianças e adolescentes que se apresentaram no Departamento de Odontopediatria da Universidade Nacional e Kapodistriana de Atenas, Grécia, durante os últimos 5 anos. Foram revistos os registos dentários de 236 novos pacientes que se apresentaram com traumatismo dento-alveolar na Clínica de Pós-graduação em Medicina Dentária de 1/1/2014 a 31/12/2019. Os dados registados foram o sexo, a idade, o mês do ano em que a lesão ocorreu, o tipo de trauma e o número de dentes traumatizados. As lesões foram classificadas como fratura, luxação ou lesões combinadas. Para avaliar os resultados, foi utilizada a estatística descritiva, o teste do qui-quadrado ($x2$) e o teste exato de Fisher. O nível de significância foi fixado em 5%. Os resultados mostraram que a idade dos pacientes variou de 1 a 18 anos, com média de 8,63 anos (DP: 3,52). Houve 395 dentes anteriores traumatizados e 2 casos com dentes posteriores traumatizados. As crianças sofreram traumatismos com maior frequência nas idades de 5 anos, 7 anos e 11 anos. Nesta coorte, 60% eram meninos que tiveram maior chance de sofrer trauma do que as meninas (odds ratio = 1,418 95% CI = 0,724, 2,777). A maioria dos TDI ocorreu em março e maio, seguido de junho e fevereiro, e a maioria dos dentes traumatizados eram permanentes (80%). Os incisivos centrais superiores de ambas as dentições foram mais frequentemente e significativamente mais afectados do que os incisivos laterais ($p < 0,01$). O tipo de lesão mais comum foi uma fratura na dentição permanente (60%) e lesões por luxação (69%) na dentição decídua. Concluiu-se que os traumatismos dentários nesta coorte ocorreram maioritariamente na primavera, afectaram mais os rapazes do que as raparigas, os dentes permanentes mais do que os dentes decíduos, os incisivos superiores mais do que os incisivos inferiores e os incisivos centrais mais do que os incisivos laterais, sendo que as crianças com 5, 7 e 11 anos de idade foram as que sofreram mais lesões.

Kiran et al. (2021) determinaram a prevalência de TDI em Bhavnagar e os factores que contribuem para essa prevalência. Em Bhavnagar, Gujarat, Índia, foi realizado um estudo transversal de crianças em idade pré-escolar com idades compreendidas entre os 3 e os 5 anos. Um único examinador treinado examinou 1.375 crianças para detetar TDI nos dentes anteriores primários. Os TDIs foram avaliados e registados utilizando os critérios visuais de Andreasen para a descoloração e deslocação dos dentes. Foi pedido aos pais das crianças com TDI positivo que preenchessem um questionário próprio sobre os dados demográficos, o estatuto socioeconómico e as especificidades das lesões dentárias dos seus filhos. A prevalência de TDI foi correlacionada com os dados fornecidos pelos pais usando o teste do Qui-quadrado. Os resultados mostraram que a prevalência de TDI traumático em dentes anteriores e variáveis relacionadas foi de 12,29%. Houve uma relação estatisticamente significativa entre o sexo e a prevalência de TDI (p = 0,049). A fratura de esmalte foi encontrada em 61,3% dos casos, enquanto o dano pulpar foi encontrado em 31,5% dos casos. A relação entre a idade, o género, a zona e o estatuto socioeconómico dos pré-escolares e o número de dentes envolvidos mostrou-se estatisticamente insignificante. Concluiu-se que o traumatismo dentário é comum em crianças de 3 a 5 anos de idade, com uma taxa de prevalência de 12,29%. O incisivo central esquerdo superior primário foi o dente mais lesionado. Os incisivos laterais esquerdos mandibulares foram os dentes que menos sofreram fraturas. O sexo masculino apresentou uma maior taxa de fratura do esmalte, enquanto o sexo feminino teve uma prevalência mais considerável de lesão pulpar.

Das et al. (2023) relataram o uso de splinting de resina composta para tratar incisivos centrais superiores luxados lateralmente que resultaram numa mordida cruzada anterior. Um menino de 5 anos de idade apresentou-se na clínica com queixa de dor e dentes anteriores móveis, ou seja, os seus incisivos centrais primários direito e esquerdo estavam luxados lateralmente. Após um exame clínico completo e uma avaliação radiográfica, os dentes foram reposicionados e estabilizados durante 4 semanas através de uma imobilização do dente luxado lateralmente nos dentes adjacentes. Os exames de acompanhamento revelaram que os tecidos tinham cicatrizado bem e que o incisivo central permanente correspondente estava saudável e não tinha sido afetado. O estudo de caso destaca a importância do diagnóstico imediato, do tratamento eficaz e do acompanhamento de rotina dos dentes traumatizados, pois eles podem ter um efeito adverso em ambas as dentições e na "Qualidade de Vida Relacionada à Saúde Bucal". Quando possível, o tratamento conservador deve ser considerado, pois pode ser mais adequado em algumas circunstâncias.

Classificação das lesões dentárias traumáticas

Classificação dos traumatismos dos dentes anteriores por Sweets (1955)

Baseia-se principalmente na anatomia e morfologia da estrutura do dente.

Classe I - Uma coroa simples que não expõe qualquer dentição.

Classe II - Um paralelo de coroa que envolve pouca dentina.

Classe III - Fratura extensa da coroa envolvendo mais dentina, mas sem exposição da polpa.

Classe IV - Fratura extensa da coroa expondo a polpa.

Classe V - Fratura completa da coroa expondo a polpa.

Classe VI - Fratura da raiz com ou sem perda da estrutura da coroa.

Classe VII - Perda de dentes em consequência de traumatismo.

Classificação de Rabinowitch (1956) (Tandon 2009)

1. Fracturas do esmalte ou ligeiramente na dentina

2. Fracturas na dentina

3. Fracturas na polpa

4. Fracturas do periodonto

5. Fracturas cominutivas

6. Dentes deslocados.

Classificação de Benetts (1963) (Bennett 1963)

A classificação de Benetts é feita de acordo com as lesões do periodonto e do alvéolo, tendo em conta a anatomia e a morfologia dos dentes, podendo ser aplicada parcialmente aos dentes decíduos e permanentes.

Classe I - Dente traumatizado sem fratura coronal ou radicular.

a) Dente de um alvéolo.

b) Dente subluxado no alvéolo.

Classe II - Fratura coronal

a) Envolvendo o esmalte

b) Envolvendo esmalte + dentina.

Classe III - Fratura coronal com exposição pulpar.

Classe IV - Fratura da raiz

a) Sem fratura coronal.

b) Com fratura coronal.

Classe V - Avulsão do dente.

Classificação de Ulfohn (1969) (Pagadala & Tadikonda 2015)

Ulfohn examina uma classificação da fratura da coroa do ponto de vista clínico endodôntico com base em três aspectos fundamentais.

1) A possibilidade de identificar o estado clínico da polpa.

2) A convicção absoluta de que é impossível considerar a dentina e a polpa como órgãos separados e que elas constituem um só órgão. Assim sendo, qualquer ataque à dentina representa um dano indireto à polpa.

3) Determinação do tratamento.

Fracturas da coroa: -

a) De esmalte

b) Com exposição pulpar indireta através da dentina.

c) Com exposição direta da polpa

Classificação de Ellis (1970) (Tandon 2009)

Classe I - Fratura simples da coroa com pouca ou nenhuma dentina afetada

Classe II - Fratura extensa da coroa com perda considerável de dentina, mas sem que a polpa seja afetada.

Classe III - Fratura extensa da coroa com perda considerável de dentina e exposição da polpa.

Classe IV - Um dente desvitalizado por trauma com ou sem perda de estrutura dentária.

Classe V - Dentes perdidos em consequência de traumatismo.

Classe VI - Fratura da raiz com ou sem perda da estrutura da coroa.

Classe VII - Deslocamento do dente sem fratura da raiz nem da coroa

Classe VIII - Fratura de coroa completa e sua substituição.

Classe IX - Lesões traumáticas dos dentes decíduos.

Classificação de Ellis e Davey (1970) (Tandon 2009)

Classe 1 - Fratura simples da coroa - envolvendo pouca ou nenhuma dentina

Classe 2 - Fratura extensa da coroa - envolvendo dentina considerável, mas não a polpa

Classe 3 - Fratura extensa da coroa - envolvendo uma quantidade considerável de dentina e expondo a polpa dentária

Classe 4 - O dente traumatizado que se torna não vital com ou sem perda da estrutura da coroa

Classe 5 - Dentes perdidos devido a traumatismo

Classe 6 - Fratura da raiz - com ou sem perda da estrutura da coroa

Classe 7 - Deslocamento do dente - sem fratura da coroa ou da raiz

Classe 8 - Fratura da coroa - em massa e sua substituição.

Classificação de Hargreaves e Craig (1970) (Hargreaves, Craig & Needleman 1981)

Classe I - Sem fratura ou fratura apenas do esmalte, com ou sem afrouxamento ou deslocamento do dente

Classe II - Fratura da coroa envolvendo o esmalte e a dentina sem exposição da polpa e com ou sem afrouxamento ou deslocamento do dente

Classe III - Fratura da coroa expondo a polpa, com ou sem afrouxamento ou deslocamento do dente

Classe IV - Fratura da raiz com ou sem fratura coronal, com ou sem afrouxamento ou deslocamento do dente

Classe V - Deslocação total do dente.

Aplicação da classificação internacional de doenças à medicina dentária e à estomatologia (OMS, 1978) (Tandon 2009)

Classificação	Descrição	Tecidos envolvidos
S.O.25	Fratura do dente (dentes primários e secundários)	
S.02.50	Fratura do esmalte do dente apenas+ Infração do esmalte	Esmalte
S.02.51	Fratura da coroa do dente sem envolvimento pulpar	Esmalte, dentina
S.02.52	Fratura da coroa do dente com envolvimento pulpar	Esmalte, dentina, polpa
S.02.53	Fratura da raiz do dente	Cimento, dentina, polpa
S.02.54	Fratura da coroa com a raiz do dente, com ou sem envolvimento pulpar	Esmalte, cemento, dentina, +Pulpa
S.02.57	Fratura múltipla do dente	Não especificado
S.02.59	Fratura do dente, Não especificado	Não especificado

Classificação de Garcia - Godoy (1981) (Garcí-Godoy, F.M., 1984)

Fissura do esmalte

Fratura do esmalte

Esmalte Fratura da dentina sem exposição da polpa

Esmalte Fratura da dentina com exposição da polpa

Fratura do esmalte-dentina-cemento sem exposição da polpa

Fratura do esmalte-dentina-cemento com exposição da polpa

Fratura da raiz

Concussão

Luxação

Deslocação lateral

Intrusão

Extrusão

Avulsão.

Classificação de Andreasen (1981) (Tandon 2009)

A. Lesões dos tecidos dentários duros e da polpa.

1. Infarto da coroa N873.60. Fratura incompleta (fissura) do esmalte sem perda da substância dentária.

2. Fratura de coroa não complicada. Uma fratura contida no esmalte (N 873) ou envolvendo o esmalte e a dentina, mas não expondo a polpa (N 873.61)

3. Fratura complicada da coroa N873.62. Fratura envolvendo o esmalte e a dentina e expondo a polpa.

4. Fratura de raiz coronária não complicada. N873.64. Fratura que envolve o esmalte, a dentina e o cemento, mas não envolve a polpa.

5. Fratura complicada da raiz da coroa N873.64. Fratura que envolve o esmalte, a dentina e o cemento e expõe a polpa.

6. Fratura da raiz N873. Uma fratura que envolve a dentina, o cemento e a polpa.

B. Lesões dos tecidos periodontais.

1. Concussão N873.66. Lesão das estruturas de suporte do dente sem afrouxamento ou deslocamento anormal do dente, mas com reação acentuada à percussão.

2. Subluxação N873.66. Lesão das estruturas de suporte dos dentes com afrouxamento anormal mas sem deslocação dos dentes.

3. Luxação intrusiva (luxação central) N873.66. Deslocamento do dente para o interior do osso alveolar. Esta lesão é acompanhada de cominuição ou fratura da cavidade alveolar.

4. Luxação extrusiva (luxação periférica avulsão parcial) N873.66. Deslocação parcial do dente para fora do alvéolo.

5. Luxação lateral N873.66. Deslocamento do dente numa direção diferente da axial. É acompanhado de cominuição ou fratura do alvéolo.

6. Exarticulação (avulsão completa) N873.68 Deslocação completa do dente para fora da cavidade.

C. Lesões do osso de suporte

1. Cominuição do alvéolo (Mandíbula N802.20, Maxila 802.40) Esmagamento e compressão do alvéolo. Esta condição é encontrada juntamente com a luxação intrusiva e lateral.

2. Fratura da parede do alvéolo (Mandíbula N802.20, Maxila N802.40). Uma fratura contida na parede do alvéolo facial ou lingual.

3. Fratura do processo alveolar (Mandíbula N802.20, Maxila N802.40). Uma fratura do processo alveolar, que pode ou não envolver a cavidade alveolar.

4. Fratura da mandíbula e do maxilar (mandíbula N802.21). Maxila N802.42). Uma fratura que envolve a base da mandíbula ou do maxilar e, frequentemente, o processo alveolar (fratura da mandíbula). A fratura pode ou não envolver a cavidade alveolar.

D. Lesões da gengiva ou da mucosa oral.

1. Laceração da gengiva ou da mucosa oral N873.69. Ferida superficial ou profunda da mucosa resultante de uma laceração e geralmente produzida por um objeto cortante.

2. Contusão da gengiva ou da mucosa oral N 902.00: Uma contusão geralmente produzida por um impacto de um objeto rombo e não acompanhada de uma rutura da continuidade na mucosa, causando hemorragia submucosa.

3. Abrasão da gengiva ou da mucosa oral N 910.00: Uma ferida superficial produzida por fricção ou raspagem da mucosa, deixando uma superfície crua e sangrenta.

Classificação de Basrani (1982) (Pagadala & Tadikonda 2015)

Com base na anatomia dos dentes

a) Fratura da coroa

i) Fratura do esmalte

ii) Fratura do esmalte e da dentina.

- Sem exposição da polpa

- Com exposição à polpa

b) Fracturas radiculares

c) Fracturas da coroa e da raiz

Classificação de Galea (1984) (Galea 1984)

Fratura da coroa sem exposição da polpa

Fratura da coroa com exposição da polpa

Coroa -Fracturas radiculares

Fracturas da raiz Subluxação

Subluxação com intrusão

Subluxação com extrusão

Luxação

Fratura do alvéolo

Fratura dento-alveolar

Fracturas da maxila e da mandíbula

Lesões dos tecidos moles

Outras lesões.

Classificação de Burton, et al. (1985)

Fratura envolvendo dentina e/ou polpa

Desvitalização

Avulsão

Classificação de Stockwell (1988) (Stockwell 1988)

Fratura do esmalte apenas

Fratura da coroa envolvendo o esmalte e a dentina, mas não a polpa

Fratura da coroa com exposição da polpa

Fratura da raiz Luxação do dente sem fratura

Avulsão do dente

Concussão sem fratura, deslocação ou avulsão, mas perda de vitalidade durante o período de inquérito

Traumatismo de um dente previamente traumatizado que resulte em deslocação da restauração, ou numa nova fratura, deslocação ou avulsão do dente

Classificação de Lee-Knight, et al. (1989)

Infração do dente

Dente lascado

Dente fracturado

Lábio lacerado

ATM traumatizada

Classificação de Hunter, et al. (1990)

Fratura

Descoloração

Ausência de qualquer dente incisivo maxilar

Classificação de Bijella, et al. (1990)

Fratura da coroa

Concussão

Subluxação

Subluxação com fratura do esmalte

Subluxação com deslocação lingual ou labial

Intrusão

Extrusão

Deslocação total

Classificação de Forsberg e Tedestam (1990)

Fratura do esmalte

Fratura do esmalte e da dentina

Fratura envolvendo a polpa

Fratura da raiz

Luxação, Subluxação

Exarticulação

Descoloração

Classificação de Perez, et al. (1991)

Lesões dos tecidos moles intra-orais e/ou extra-orais

Presença ou ausência de fratura/deslocação dos dentes

Fratura alveolar

As fracturas da coroa foram analisadas de acordo com o sistema de classificação de Ellis

Classificação de Zerman e Cavellari (1993) (Bastone, Freer & McNamara 2000)

Fratura do esmalte, incluindo lascas de esmalte

Fratura de esmalte-dentina sem envolvimento pulpar

Fratura de esmalte-dentina com envolvimento pulpar

Fratura da raiz

Fratura da coroa e da raiz com envolvimento pulpar

Concussão

Subluxação

Luxação intrusiva

Luxação extrusiva

Luxação latetral

Avulsão

Classificação da Organização Mundial de Saúde na sua aplicação das Doenças Internacionais da Medicina Dentária e Estomatologia (1994) (Andreasen 1994)

Esta classificação baseia-se num sistema adotado pela OMS na sua aplicação da Classificação Internacional de Doenças à Medicina Dentária e Estomatologia. A classificação que se segue inclui lesões dos dentes, das estruturas de suporte, da gengiva e da mucosa oral e baseia-se em considerações anatómicas, terapêuticas e de prognóstico. Esta classificação pode ser aplicada tanto à dentição decídua como à permanente. O número de código está de acordo com a classificação internacional de doenças para a medicina dentária (1992).

A. Lesões dos tecidos dentários duros e da polpa

1. Infração do esmalte (N 502.50) Uma fratura incompleta (fissura) do esmalte sem perda de substância dentária.

2. Fratura do esmalte (fratura não complicada da coroa) (N 502.50) Fratura com perda de substância dentária confinada ao esmalte.

3. Fratura do esmalte e da dentina (fratura da coroa não complicada) (N 502.51) Fratura com perda de substância dentária confinada ao esmalte e à dentina, mas sem envolvimento da polpa.

4. Fratura complicada da coroa (N 502.52) Fratura que envolve o esmalte e a dentina e expõe a polpa.

5. Fratura não complicada da coroa e da raiz (N 502.54) Fratura que envolve o esmalte, a dentina e o cemento, mas que não expõe a polpa.

6. Fratura corono-radicular complicada (N 502.54) Fratura que envolve o esmalte, a dentina e o cemento e que expõe a polpa.

7. Fratura da Raiz (N 502.53) Uma fratura que envolve a dentina, o cemento e a polpa. A fratura radicular pode ainda ser classificada de acordo com o deslocamento do fragmento coronal, como Horizontal, Oblíqua e Vertical.

B. Lesões dos tecidos periodontais.

1. Concussão (N 503.20) Lesão das estruturas de suporte dos dentes com afrouxamento ou deslocamento anormal do dente, mas com reação marcada à percussão.

2. Subluxação (afrouxamento) (N 503.20) Lesão das estruturas de suporte dos dentes com afrouxamento anormal, mas sem deslocação do dente.

3. Luxação Extrusiva (Deslocação Periférica, Avulsão Periférica) (N 503.20) Deslocação parcial do dente para fora do seu alvéolo.

4. Luxação lateral (N 503.20) Deslocamento do dente numa direção diferente da axial. É acompanhado por uma comunhão ou fratura do alvéolo.

5. Luxação intrusiva (luxação central) (N 503.21) Deslocamento do dente para o interior do osso alveolar. Esta lesão é acompanhada por uma comunhão ou fratura do alvéolo.

6. Avulsão (Exarticulação) (N 503.22) Deslocação completa do dente para fora do seu alvéolo.

C. Lesões do osso de suporte

1. Comunhão da cavidade alveolar mandibular (N 502.60) ou maxilar (N 502.40) esmagamento e compressão da cavidade alveolar. Esta condição é encontrada concomitantemente com luxações intrusivas e laterais.

2. Fratura da parede da cavidade alveolar mandibular (N 502.60) ou maxilar (N 502.40) Uma fratura confinada à parede do alvéolo facial ou oral.

3. Fratura do processo alveolar mandibular (N 502.60) ou maxilar (N 502.40) Uma fratura do processo alveolar que pode ou não envolver a cavidade alveolar.

4. Uma fratura que envolve a base da mandíbula ou da maxila e, frequentemente, o processo alveolar (fratura da mandíbula). A fratura pode ou não envolver a cavidade alveolar.

D. Lesões da gengiva ou da mucosa oral

1. Laceração da mucosa gengival ou oral (S 01.50) Ferida superficial ou profunda da mucosa resultante de uma laceração, geralmente produzida por um objeto cortante

2. Contusão da gengiva ou da mucosa oral (S00.50) Contusão geralmente produzida por impacto com um objeto rombo e não acompanhada de uma rutura da mucosa, causando geralmente uma hemorragia sub-mucosa.

3. Abrasão da mucosa gengival ou oral (S 00.50) Ferida superficial produzida por fricção ou raspagem da mucosa, deixando-a crua e sangrando.

Classificação por Burden (1995) (Bastone, E.B., Freer, T.J. e McNamara, J.R., 2000)

Fratura (esmalte)

Fratura (esmalte e dentina)

Fratura (envolvendo a polpa)

Descoloração

Restauro de gravuras ácidas

Outro restauro

Classificação dos traumatismos dentários dos dentes decíduos por Fried e Erickson (1995)

1.	Classificação das fracturas dos tecidos duros

Classe I - Fratura simples do esmalte apenas.

Classe II - Fratura envolvendo esmalte e dentina.

Classe III - A fratura estende-se mais para dentro do dente, com uma pequena exposição pulpar

Classe IV - A fratura envolve uma quantidade significativa de exposição pulpar

Classe V - Perda total do dente

Classe VI - Fratura da raiz

2.	Traumatismos que afectam o periodonto

Concussão - Sensibilidade do dente ao trauma sem afrouxamento ou mobilidade anormais

Subluxação - Afrouxamento do dente sem mobilidade

Luxação - Deslocamento dos dentes traumatizados.

Classificação de Hamilton, et al. (1997) (Bastone, Freer & McNamara 2000)

Fratura confinada ao esmalte

Fratura envolvendo dentina

Fratura com polpa exposta

Descoloração intrínseca

Mobilidade anormal Infra-oclusão

Presença de sinusite ou inchaço na mucosa sobre um dente.

Classificação de Spinas (2002) (Spinas & Altana 2002)

Trata-se de uma classificação "fácil de utilizar" das lesões das coroas dentárias que ajudou a recolher dados facilmente, a escolher os materiais adequados e a melhorar a comunicação entre os profissionais, incluindo por meios electrónicos. É constituída por 4 classes (A-B-C-D) e 3 subclasses (b1-c1-d1)

Classe A: Todas as lesões simples do esmalte, que envolvem um ângulo mesial ou distal da coroa, ou apenas o bordo incisal.

Classe B: Todas as lesões de esmalte-dentina, que envolvem um ângulo mesial ou distal e o bordo incisal. Quando existe uma exposição pulpar definida como uma subclasse b1.

Classe C: Todas as lesões de esmalte-dentina que envolvam o bordo incisal e, pelo menos, um terço da superfície da coroa. No caso de exposição pulpar definida como subclasse c1

Classe D: Todas as lesões de esmalte-dentina, que envolvem um ângulo mesial ou distal da coroa e a superfície incisal ou palatina, com envolvimento do cimento radicular (fratura da raiz da coroa) em caso de exposição pulpar, são definidas como subclasse d1.

Classificação de McDonald (2004) (McDonald, R.E. & Avery 1974)

Classe 1 - Fratura simples da coroa envolvendo pouca ou nenhuma dentina

Classe 2 - Fratura extensa da coroa envolvendo uma quantidade considerável de dentina, mas não a polpa dentária

Classe 3 - Fratura extensa da coroa com exposição da polpa dentária

Classe 4 - Perda de toda a coroa.

Definições de lesões por luxação

LUXAÇÃO

Em medicina dentária, uma luxação é uma "deslocação de um dente da sua posição original no alvéolo, sem avulsão total, resultante de um traumatismo agudo".

- Glossário de termos endodônticos, 2020

A luxação é o deslocamento ou a deslocação parcial de um dente da sua cavidade.

- Grossman, 14th Edition

De um ponto de vista terapêutico, anatómico e prognóstico, podem ser reconhecidos cinco tipos diferentes de lesões de luxação **Academia Americana de Odontopediatria (AAPD) 2010**:

1) *Concussão*: Uma lesão das estruturas de suporte dos dentes sem afrouxamento ou deslocamento anormal, mas com uma reação acentuada à percussão.

2) *Subluxação (afrouxamento)*: Uma lesão nas estruturas de suporte do dente com afrouxamento anormal, mas sem deslocamento do dente demonstrável clínica ou radiograficamente.

3) *Luxação extrusiva (deslocamento periférico, avulsão parcial)*: Deslocação parcial do dente seguindo o eixo do dente para fora da cavidade, mas sem sair da cavidade. O exame radiográfico revela sempre um aumento da largura do espaço do ligamento periodontal.

4) *Luxação lateral*: Deslocação excêntrica (que não axial) do dente. É acompanhado de cominuição ou fratura do alvéolo. Dependendo da angulação do feixe central, o exame radiográfico pode ou não

demonstrar um aumento da largura do espaço do ligamento periodontal.

5) *Luxação intrusiva (luxação central)*: Deslocamento do dente mais profundamente no osso alveolar. Esta lesão é acompanhada de cominuição ou fratura da cavidade alveolar. A direção da luxação segue o eixo do dente. O exame radiográfico revela a deslocação do dente e, por vezes, a ausência ou a diminuição do espaço periodontal. Na dentição adulta, pode observar-se um deslocamento apical da junção cemento-esmalte do dente afetado.

Jesus et al. 2010

Concussão: o dente é sensível ao toque sem aumento da mobilidade ou hemorragia sulcular.

Subluxação: aumento da mobilidade dentária sem deslocamento, tendo em conta a mobilidade do dente afetado em comparação com a mobilidade fisiológica do dente homólogo.

Luxação lateral: deslocamento do dente para uma direção não axial.

Luxação intrusiva: deslocação do dente para o alvéolo.

Luxação extrusiva: deslocação do dente para fora do alvéolo.

Avulsão: dente perdido prematuramente em comparação com o dente homólogo.

Fried et al. 1996 Academia Americana de Odontopediatria

Concussão: Sensibilidade sem mobilidade anormal

Subluxação: Mobilidade sem deslocação

Luxação: Deslocamento em qualquer direção

Avulsão: Exarticulação

1. **Concussão**: É definida como uma lesão das estruturas de suporte do dente sem afrouxamento ou deslocamento anormal do dente, mas com uma reação significativa à percussão.

2. **Subluxação**: É definida como uma lesão na estrutura de suporte de um dente que resulta num afrouxamento anormal do dente sem qualquer deslocação.

3. **Luxação extrusiva**: É definida como a deslocação parcial do dente da sua cavidade alveolar.

4. **Luxação lateral**: É definida como uma deslocação excêntrica do dente que não seja na direção axial.

5. **Luxação intrusiva**: É definida como a intrusão ou deslocamento do dente para o osso alveolar ao longo do eixo do dente e é acompanhada por fratura do alvéolo.

Etiologia das lesões por luxação

Os traumatismos orais são pouco frequentes, representando apenas 5% de todas as lesões corporais em pessoas de todas as idades, mas são responsáveis por 17% das lesões em crianças dos 0 aos 6 anos. As lesões dentárias traumáticas são mais prevalentes na dentição permanente (58,6%) do que na primária, onde constituem 36,8%. As lesões dentárias envolvem principalmente os dentes da frente do maxilar superior (**Zaleckiene et al. 2014**).

FACTORES PREDISPONENTES

Factores predisponentes do traumatismo dentário que podem estar relacionados com as características anatómicas da pessoa (**Bendo et al. 2010**):

- Overjet aumentado

- Cobertura labial inadequada dos dentes anteriores superiores

- Mordida aberta anterior

- Classe II Divisão 1 Relação Molar

Características físicas como um overjet incisal elevado e uma mordida aberta anterior foram identificadas como factores predisponentes para lesões dentárias traumáticas (**Jeyashree et al. 2022**).

Overjet aumentado

A única covariável oclusal que foi significativamente correlacionada com o traumatismo dos incisivos superiores foi a sobressaliência, e a probabilidade de traumatismo aumentou consideravelmente com o aumento da sobressaliência (**Shulman & Peterson 2004**).

Um estudo sobre lesões traumáticas nos incisivos permanentes de crianças em idade escolar com 12 anos encontrou resultados contraditórios. Estes resultados contraditórios podem ser devidos à interação entre factores orais predisponentes (por exemplo, sobressaliência e cobertura labial), factores ambientais (por exemplo, desenho do recreio) e factores comportamentais (por exemplo, assunção de riscos) **(Marcenes et al. 2000)**.

Cavalleri et al. verificaram que 40% das fracturas em dentes permanentes ocorreram em crianças com overjets maxilares superiores a 3 mm **(Cavalleri et al. 1995)**.

Andreasen et al. salientaram que os incisivos superiores são particularmente susceptíveis a lesões por luxação, sendo a luxação lateral o tipo mais prevalente. A causa mais comum de lesões por luxação dentária e pode ocorrer devido a vários factores, incluindo acidentes relacionados com o desporto, quedas ou acidentes com veículos motorizados **(Andreasen et al. 2020)**.

Cobertura labial inadequada dos dentes anteriores superiores

Andreasen et al. revelaram que crianças com uma média de 2,5 mm ou menos dos incisivos superiores cobertos pelo lábio superior eram mais propensas a traumas dentários. Uma cobertura labial inadequada deixa os bordos incisais expostos, tornando-os susceptíveis a traumatismos dentários **(Andreasen et al. 2011)**.

Tanto na dentição permanente como na primária, existem provas que estabelecem a ligação entre o overjet elevado e o risco de TDIs nos incisivos superiores **(Goettems et al. 2012)**.

Bastone et al. também relataram que a sobremordida, a classificação dos caninos e a incompetência labial também foram associadas a uma maior incidência de TDIs na dentição decídua **(Bastone et al. 2000)**.

A cobertura labial inadequada e o aumento do overjet foram associados ao traumatismo dentário em todas as faixas etárias **(Soares et al. 2018)**.

Mordida **aberta anterior**

A mordida aberta anterior, tal como definida por Subtelny & Sakuda 1964, é o desvio na relação vertical das arcadas dentárias maxilar e mandibular com uma falta definitiva de contacto na direção vertical entre segmentos opostos de dentes **(Subtelny & Sakuda 1964)**.

A prevalência da mordida aberta anterior na dentição primária de crianças varia entre 2,5% e 15,5%, dependendo de vários factores como a idade, o sexo e a etnia **(Othman et al. (2015**).

De acordo com o estudo, as mordidas abertas anteriores com menos sobreposição vertical fornecem menos suporte anterior e são mais traumatizadas. Os resultados mostraram uma associação significativa entre um risco elevado de lesões de luxação dentária e mordida aberta anterior **(Leketas et al. 2017)**.

Quando as variáveis oclusais estão presentes em lesões dentárias e uma mordida aberta anterior, a probabilidade de lesões de luxação dentária é cerca de três vezes maior do que em pessoas sem esta má oclusão. Os autores concluíram que a presença de mordida aberta anterior na dentição primária predispõe significativamente os indivíduos a lesões por luxação dentária **(Leketas et al. 2019)**.

Classe II Divisão 1 Relação Molar

Em crianças, foi observada uma associação significativa entre sobremordida profunda e traumatismo dentário. A sobreposição vertical dos incisivos na má oclusão de Classe 2 Divisão 1 resulta em uma capacidade reduzida de absorver forças durante incidentes traumáticos, levando a maiores chances de luxação dentária **(Al-Jundi & Yousaf 2018)**.

A idade máxima das lesões traumáticas na dentição permanente situa-se entre os 10 e os 12 anos. No entanto, não foi observada uma relação significativa entre a idade e a ocorrência de traumatismos nos incisivos superiores. Este estudo mostrou que os indivíduos na dentição mista correm maior risco de sofrer traumatismo do incisivo superior do que os indivíduos na dentição permanente com má oclusão de Classe II divisão 1 **(Zaleckiene et al. 2014)**.

Os indivíduos com má oclusão de Classe II de Angle eram mais propensos a lesões por deslocamento dentário, pois os dentes desalinhados sofriam maior estresse durante os movimentos funcionais. Como a má oclusão, a discrepância do tamanho do dente e as forças oclusais anormais podem contribuir para lesões de luxação dentária **(Kaur et al. 2018)**.

1. **Lesões dentárias traumáticas não intencionais**

- Cataratas

- Lesões desportivas

- Andar de bicicleta

- Acidentes de viação

- Presença de doença, dificuldades de aprendizagem ou limitações físicas

2. **Lesões dentárias traumáticas intencionais**

- Maus tratos físicos a crianças e idosos

- Agressões

- Luta

- Bater em objectos

Andreasen (1970) estudou a etiologia e a patogénese das lesões traumáticas em 1 298 casos e demonstrou que as causas das lesões podem possivelmente refletir as diferenças de energia de impacto. Os casos com lesões devidas a queda durante o jogo representam um tipo de traumatismo de menor energia de impacto do que os casos com lesões devidas a queda de uma bicicleta ou de um veículo motorizado e a acidentes de automóvel. O aumento da energia do impacto do trauma parece ser seguido por um aumento das lesões ósseas em vez de fracturas dentárias. O investigador demonstrou que a diferença na resiliência do objeto de impacto reflecte as diferenças no padrão de lesão entre lesões por luta e um corpo estranho que atinge a estrutura oral. O primeiro representa um impacto rombo ou acolchoado que leva a lesões do ligamento periodontal, enquanto o segundo representa um impacto duro e não elástico que tende a causar fratura dentária em vez de lesão do ligamento periodontal. Se o lábio for atingido primeiro pelo trauma, pode possivelmente atuar como um absorvedor de impacto, reduzindo a possibilidade de fratura e aumentando o risco de luxação **(Muhamad et al. 2016)**.

1. LESÕES DENTÁRIAS TRAUMÁTICAS NÃO INTENCIONAIS

O traumatismo dentário ocorre em crianças principalmente devido ao seu fraco equilíbrio e ao facto de terem acabado de aprender a andar **(Al-Malik et al. 2017)**. As quedas acidentais, os acidentes rodoviários e várias actividades desportivas têm sido referidos como as causas mais frequentes de lesões dentárias traumáticas em crianças em todo o mundo **(Patidar et al. 2021)**. O lar e a escola são locais onde geralmente ocorrem lesões dentárias traumáticas. Foi demonstrado que o local da lesão estava relacionado com o género, ou seja, o local mais frequente de lesão para os rapazes era a escola seguida de casa, enquanto para as raparigas era vice-versa **(Zaleckiene et al. 2014)**. As quedas e as brincadeiras foram as causas mais comuns de lesão dentária, enquanto a casa foi o local mais comum de ocorrência de trauma **(Noori 2009)**. Além disso, a gravidade do trauma e a direção do impacto podem influenciar o tipo de lesão por luxação dentária que ocorre. Quedas, lutas, desportos, acidentes e embates em objectos ou pessoas estão entre os factores etiológicos comuns **(Aghdash et al. 2015)**.

<u>**Cataratas**</u>

- cair ao caminhar ou correr,

- cair de um sítio alto (por exemplo, cama, portão, berço),

- cair sobre um objeto (por exemplo, mesa, banheira, escadas)

- cair de um objeto em movimento (por exemplo, bicicleta, carrinho de bebé).

As causas de lesão dos 432 episódios de traumatismo dentário estão descritas na Tabela 1. A queda provocada por andar ou correr foi o fator etiológico mais observado (37,7%), seguido da queda contra objetos (18,8%) **(Assunção et al. 2011)**.

Tabela 1: Distribuição do número de episódios de traumatismo dentário de acordo com os factores etiológicos.

Etiologic Factors	Number	%
Category 1: Falls		
• Falling while walking or running	163	37.7
• Falling from high objects	71	16.4
• Falling against objects	81	18.8
• Falling from moving objects	41	9.5
Category 2: Other Factors	18	4.2
Unknown	58	13.4
Total	432	100.0

A maior frequência de IDT foi registada no grupo etário dos 12-36 meses. A maior parte dos incidentes foi registada devido a quedas. Como estas crianças passam a maior parte do tempo em casa, a maioria destas lesões ocorre em casa **(Gupta & Singh 2022)**.

Lesões desportivas

O desporto é um fator etiológico comum a ambos os sexos, mas nos desportos tradicionalmente praticados por raparigas, como a equitação e a patinagem, não se usam normalmente protectores bucais. Nos rapazes, há pouca diferença entre a incidência de lesões traumáticas dos dentes causadas pelo desporto, o que reflecte as diferenças de comportamento entre os sexos **(Larsson et al. 1989)**.

O ciclismo tem uma taxa bastante elevada de TDIs, apesar dos esforços desenvolvidos em alguns países para introduzir capacetes. O aumento do interesse pelo ciclismo de montanha é responsável por esta taxa elevada **(Glendor 2009)**.

Num estudo realizado por Tuli et al. 32,2% dos doentes com TDI que visitaram a clínica universitária fizeram-no devido a lesões desportivas **(Tuli et al. 2005)**.

Os desportos de contacto, como o futebol, o basquetebol e o futebol, foram considerados os culpados mais comuns das lesões dentárias em crianças **(Cortes et al. 2015)**.

Acidentes de viação

Os acidentes de viação incluem lesões relacionadas com peões, bicicletas e automóveis. Este grupo de traumatismos é dominado por múltiplas lesões dentárias, lesões do osso de suporte e lesões dos tecidos moles.

Em 31% das crianças com menos de 15 anos de idade com lesões faciais resultantes de acidentes de bicicleta havia um TDI **(Acton et al. 1996)**.

Além disso, em comparação com outras categorias de lesões, as crianças envolvidas em acidentes rodoviários têm mais do dobro da probabilidade de sofrer fracturas dos ossos faciais **(Gassner et al. 2009)**.

Presença de doença, dificuldades de aprendizagem ou limitações físicas

Epilepsia

Relativamente à epilepsia, o estudo relatou que 52% dos pacientes epilépticos tinham sofrido traumatismos dentários, muitos dos quais de natureza repetitiva **(Bessermann 1978)**.

Foi demonstrado que as crises epilépticas são o terceiro incidente médico mais comum em procedimentos cirúrgicos dentários **(Glendor 2009)**.

Paralisia cerebral

Um grupo de adolescentes e jovens adultos diagnosticados com paralisia cerebral que tinham capacidade cognitiva dentro dos limites do normal. Foram efectuados exames clínicos para identificar quaisquer sinais de traumatismo dentário no passado. 50 % dos indivíduos do estudo demonstraram sinais de lesão traumática dentária **(Holan et al. 2005)**.

Os movimentos descontrolados da cabeça parecem ser um fator mais importante na causa de um TDI entre os indivíduos com paralisia cerebral do que o aumento do overjet **(Glendor 2009)**.

Dificuldades de aprendizagem

Foi encontrada uma frequência muito elevada de TDIs entre os doentes com dificuldades de aprendizagem, um fenómeno provavelmente relacionado com vários factores, como a falta de coordenação motora, as condições de lotação nas instituições ou a epilepsia concomitante **(Glendor 2009).**

Deficiência auditiva ou visual

As crianças com deficiência auditiva, em comparação com as crianças com deficiência visual, apresentavam significativamente mais traumatismos dentários. Esta diferença deve-se provavelmente ao facto de as crianças com deficiência auditiva poderem brincar e movimentar-se mais livremente do que as crianças com deficiência visual **(Alsarheed et al. 2003).**

2. LESÕES **DENTÁRIAS TRAUMÁTICAS INTENCIONAIS**

Nos EUA, 75% de todas as crianças vítimas de maus tratos físicos e levadas para um hospital de um grande condado apresentavam lesões na cabeça, rosto, boca ou pescoço **(da Fonseca et al. 1992).**

O estudo destacou a associação entre maus-tratos físicos e traumatismos dentários. A força deliberada exercida durante o abuso pode levar a vários tipos de lesões por luxação **(da Silva et al. 2021).**

<u>Agressões</u>

Foi demonstrado que a violência é a causa direta de TDIs em 5% dos indivíduos do grupo etário 7-18 anos no condado de Nord-Tro¨ndelag e em 9% na capital Oslo, Noruega **(Skaare et al. 2003).**

Os actos de violência foram mais frequentemente observados na cidade do que nas zonas rurais e aumentaram com a idade. Nos jovens entre os

16 e os 18 anos, a violência foi registada como causa direta em 23% dos indivíduos feridos **(Glendor 2009)**.

Factores anatómicos que influenciam as lesões por luxação dentária

O estudo identifica muitas características anatómicas, incluindo a posição do dente, a morfologia da raiz e a densidade do osso alveolar, que podem predispor os indivíduos a lesões graves. Por exemplo, os dentes que estão posicionados mais labialmente dentro da arcada são mais propensos a deslocamentos traumáticos. Além disso, dentes com raiz única, longa e delgada são mais propensos à luxação intrusiva. Os resultados mostraram a influência de fatores anatómicos nas lesões de luxação dentária **(Krasny & Holan 2017)**.

A prevalência de lesões por subluxação foi maior nos dentes anteriores decíduos, provavelmente devido à sua posição na frente da cavidade oral. As características anatómicas dos dentes decíduos contribuem para a sua vulnerabilidade às lesões por subluxação. A dentição decídua possui uma fina camada de osso alveolar e uma câmara pulpar maior em comparação com os dentes permanentes, o que os torna mais susceptíveis à deslocação por impacto **(Bastone et al. 2012)**.

Factores psicossociais e traumatismo dentário

De acordo com o estudo, as pessoas que são mais impulsivas, agressivas ou que procuram sensações podem participar em actividades mais arriscadas, aumentando o risco de sofrerem lesões traumáticas. Além disso, o medo e a ansiedade relacionados com os procedimentos dentários podem levar a comportamentos de evitamento, resultando no atraso do tratamento e na exacerbação das lesões por luxação dentária **(Skaare et al. 2015)**.

As crianças com traumatismos dentários, tratadas atempadamente e com bons resultados estéticos, não apresentam comportamentos sociais negativos na sua vida quotidiana. A aparência dos dentes e os problemas dentários associados a traumatismos dentários podem afetar o bem-estar psicológico e social das crianças e diminuir a sua qualidade de vida. Especialmente, o traumatismo dentário não tratado tem mais probabilidades de ter um impacto na vida quotidiana das crianças do que um traumatismo tratado **(Fakhruddin et al. 2008)**.

Os incisivos superiores primários e permanentes são observados como os dentes mais comprometidos em várias pesquisas devido à sua posição na arcada dentária. Estas lesões orais podem resultar em problemas estéticos, psicossociais, funcionais, terapêuticos e podem mesmo levar a danos irreversíveis na dentição e na estrutura de suporte. Por estas razões, o tratamento adequado é de primordial importância **(Patidar et al. 2021)**.

As crianças de meios socioeconómicos mais baixos eram mais propensas a sofrer traumatismos dentários e tinham uma maior prevalência de lesões dentárias não tratadas. Os factores socioeconómicos, como o baixo rendimento familiar, o acesso inadequado a cuidados dentários e a educação dos prestadores de cuidados, também foram associados a uma maior incidência de traumatismos dentários por subluxação na dentição decídua. O acesso limitado a cuidados dentários preventivos e o atraso no tratamento podem exacerbar a gravidade das lesões, levando a complicações a longo prazo **(Marcenes et al. 2000)**.

Epidemiologia das lesões por luxação

Estudos epidemiológicos revelaram que o traumatismo dentário afecta 10 a 35% da população e, devido a esta elevada prevalência, pode ser considerado um problema de saúde pública mundial (**Lima et al. 2015**). A prevalência de traumatismo dentário é de 4,15% na Índia, enquanto a prevalência é de 7,86% no Nepal, 27,7% no Reino Unido, 11% na Grécia e 8,4% em França. A diferença na prevalência pode dever-se a diversidades socioeconómicas, comportamentais, culturais e a variações geográficas dos locais do estudo (**Shubham et al. 2021**). A principal causa de lesões dentárias são as quedas e colisões, as actividades desportivas, a violência e os acidentes de viação. O grupo etário dos sete aos doze anos é considerado o mais propenso a qualquer forma de traumatismo dentário. Além disso, os rapazes sofrem traumatismos dentários quase duas vezes mais do que as raparigas, apresentando diferenças de género significativas no que diz respeito à experiência de traumatismos dentários (**Dua et al. 2012**).

Os dentes decíduos de crianças entre 1 e 3 anos de idade e os dentes permanentes de crianças e adolescentes de 8 a 12 anos são os mais frequentemente afetados (**Barros et al. 2019**). Em um estudo de trauma dentário entre 800 crianças de 3 a 5 anos, a taxa de prevalência foi de 10,2%. Descobriu-se que as características associadas, como o estatuto socioeconómico, não estavam substancialmente ligadas ao traumatismo dentário nas crianças em idade pré-escolar (**Kiran et al. 2021**). Em crianças em idade pré-escolar, os traumatismos cranianos e faciais representam até 40% de todos os traumatismos somáticos (**Glendor et al. 1996**). No grupo etário dos 0-6 anos, as lesões orais são classificadas como a segunda lesão mais comum, representando 18% de todas as lesões somáticas (**Petersson et al. 1997**). Entre as lesões orais, as dentárias são as mais frequentes, seguidas das lesões dos tecidos moles orais. As lesões por luxação, que afectam vários dentes e os tecidos moles circundantes, são sobretudo registadas em crianças com 1-3 anos de idade e resultam normalmente de quedas **(Malmgren et al. 2012)**.

A prevalência de TDI na população indiana foi registada como 13 casos em 100 indivíduos. A prevalência de TDI para grupos etários de ≤ 6 anos foi de 15% (homens, 15%; mulheres, 16%) e para >6 anos foi de 12% (homens, 13%; mulheres, 8%) **(Tewari et al. 2020)**.

As lesões por luxação são os TDIs mais comuns na dentição decídua, ao passo que as fracturas da coroa são mais frequentemente comunicadas na dentição permanente **(Di Angelis et al. 2012)**. As lesões por luxação compreendem 15-61% dos traumas dentários em dentes permanentes. Tanto na dentição decídua quanto na permanente, as luxações dentárias envolvem principalmente a região do incisivo central superior e raramente são observadas na mandíbula **(Andreasen 1970)**. Os incisivos centrais superiores estão numa posição exposta na arcada dentária e são mais propensos a serem afectados por lesões traumáticas por luxação, tanto na dentição decídua como na permanente **(Altun et al. 2009)**.

CONCUSSÃO

De 7549 pacientes com lesões dentárias primárias tratados num grande centro de trauma para lesões dentárias traumáticas. Os resultados mostraram que foram encontradas 23% e 21% de concussão e subluxação, respetivamente **(Boorum & Andreasen 2001)**.

Uma população de crianças norueguesas com idades compreendidas entre os 7 e os 18 anos, em que as lesões por concussão representavam 32% de todas as lesões traumáticas **(Skaare & Jacobsen 2003)**.

Numa amostra de 1200 crianças jordanas com idades compreendidas entre os 6 e os 12 anos, a prevalência de traumatismo dentário, incluindo lesões por luxação dentária, foi de 17,7% **(Al-Zoubi et al. 2017)**.

SUBLUXAÇÃO

O estudo mostrou que o tipo de lesão por subluxação ocorre com uma frequência de 12% em todos os dentes decíduos traumatizados **(Andreasen 1970)**.

As subluxações (12%) são susceptíveis de ocorrer em todos os traumatismos **(Ferguson & Ripa 1979)**.

Um estudo mostrou que 80% de todas as lesões na dentição anterior primária eram dentes subluxados e deslocados **(Galea 1984)**.

O estudo mostrou que uma incidência de 40% de subluxações ocorre em todos os traumatismos **(Meadow et al. 1984)**.

Lesões por luxação em crianças entre 0 e 5 anos de idade e o tipo de lesão mais prevalente relatado foi a subluxação (32,6%) **(Assuncao et al. 2011)**.

Numa revisão sistemática, as lesões por subluxação dentária representaram aproximadamente 7-13% de todos os traumas dentários. Além disso, este estudo destacou que as lesões por subluxação eram mais comuns em crianças e adolescentes, com um pico de ocorrência durante a faixa etária de 8 a 10 anos **(Andersson et al. 2019)**.

LUXAÇÃO EXTRUSIVA E LATERAL

A frequência de luxação extrusiva e lateral foi de 7% e 11% entre 10673 dentes permanentes traumatizados examinados num grande centro de trauma **(Boorum & Andreasen 2001)**.

Num estudo que analisou uma população de crianças norueguesas com idades compreendidas entre os 7 e os 18 anos, este tipo de lesões representou 1,3% e 2,1%, respetivamente **(Skaare & Jacobsen 2003)**.

Os rapazes eram mais susceptíveis do que as raparigas e as crianças com idades compreendidas entre os 7 e os 12 anos apresentavam um risco mais elevado. Além disso, a participação em desportos, especialmente desportos de contacto, aumenta significativamente o risco de lesões por luxação extrusiva **(Glendor et al. 2006)**.

Dos 400 pacientes relatados, cerca de 43% das lesões de luxação extrusiva foram acompanhadas de fracturas do osso alveolar, enquanto 21% sofreram necrose pulpar **(Andreasen et al. 2012)**.

A taxa de prevalência de 2,4% de lesões por luxação lateral em crianças com idades compreendidas entre os 6 e os 12 anos na Arábia Saudita **(Al-Obaida et al. 2016)**.

LUXAÇÃO INTRUSIVA

Verificou-se que as luxações intrusivas compreendem 0,3-1,9% dos traumatismos que afectam os dentes permanentes **(Andreasen 1972)**.

O estudo relatou que 34% dos traumas apresentavam luxações intrusivas **(Garcia-Godoy et al. 1987)**.

O estudo de Soporowski et al. registou uma prevalência de taxas de luxação intrusiva de 15,3% (**Soporowski et al. 1994)**

A intrusão é o TDI mais grave e ocorre em 0,5% a 1,9% de todos os casos.

De 1.309 crianças com idades entre 0-14 anos relataram que a luxação intrusiva foi responsável por aproximadamente 7,4% de todos os traumas dentários. Além disso, verificou-se que os incisivos superiores primários eram os dentes mais frequentemente afectados neste tipo de lesão **(Traebert et al. 2017)**.

O estudo destacou vários factores que contribuem para a ocorrência de luxação intrusiva na dentição decídua. Estes factores incluem uma supervisão parental inadequada, quedas e acidentes durante as brincadeiras ou actividades desportivas. Além disso, observou-se que crianças de 1 a 3 anos eram particularmente propensas a esse tipo de trauma dentário devido ao seu maior comportamento exploratório e falta de coordenação **(Silva et al. 2018)**.

O estudo indicou que quase 40% de todos os casos de traumatismo dentário em crianças e adolescentes estavam relacionados com lesões por luxação. Além disso, os investigadores observaram que as crianças com idades compreendidas entre os 8 e os 12 anos constituíam a maioria das lesões por luxação. Os resultados sublinham a suscetibilidade da dentição permanente a este tipo de lesões durante esta fase crítica do desenvolvimento dentário **(Andreasen et al. 2018)**.

Osuji et al. efectuaram um estudo que demonstrou que as crianças de 4 a 5 anos são as mais susceptíveis de sofrer traumatismos **(Osuji et al. 1996)**.

A prevalência global de lesões por luxação dentária em crianças e adolescentes varia de 8% a 30%. Estas lesões podem ocorrer como resultado de vários eventos traumáticos, como acidentes relacionados com o desporto, quedas ou colisões de trânsito **(Marcenes et al. 2018)**.

Gupta & Singh (2022) fizeram um estudo e mostraram que a prevalência de lesões dos tecidos duros era a seguinte: infração do esmalte em 3,9%, fratura do esmalte em 84,4%, fratura do esmalte-dentina em 7,79% e fracturas complicadas da coroa em 3,9%. A fratura do esmalte foi o tipo mais comum de lesão dos tecidos duros, com maior prevalência em crianças de 5 anos de idade (37,6%) e afectando mais as raparigas (51,9%) do que os rapazes (32,46%). A distribuição das crianças com TDI de acordo com a lesão nos tecidos periodontais mostrou percentuais de concussão (24,89%), subluxação (10,92%), luxação extrusiva (7,86%), luxação intrusiva (15,72%), luxação lateral (24,45%) e avulsão (16,6%), sendo a concussão a mais comum.

Também mostrou a prevalência de lesões dentárias traumáticas dos dentes primários com a idade na (Tabela 2) e mostra uma correlação das lesões periodontais com o género na (Tabela 3) **(Gupta & Singh 2022)**

Tabela 2: Correlação da lesão dos tecidos periodontais com a idade (**Gupta & Singh 2022**)

Idade	Concussão	Subluxação	Extrusão	Intrusão	Luxação lateral	Avulsão	Total
2	7	3	0	2	5	6	23
3	13	4	1	8	9	10	45
4	5	1	1	5	7	4	23
5	28	16	14	18	27	14	117
6	4	1	2	3	8	3	21
Total	57	25	18	36	56	37	229

Quadro 3: Correlação das lesões periodontais com o género (**Gupta e Singh 2022**)

Género	Lesão dos tecidos periodontais duros						
	Concussão	Subluxação	Extrusão	Intrusão	Luxação lateral	Avulsão	Total
Feminino	27	14	7	14	17	16	95
Masculino	30	11	11	22	39	21	134
Total	57	25	18	36	56	37	229

Este estudo apresentou dados sobre os tipos de lesões dentárias de tecidos duros e moles na dentição decídua em Deli, na região NCR.

(Tabela 2) mostrou a prevalência de lesões dentárias traumáticas dos dentes decíduos, mostrando uma correlação das lesões periodontais com a idade, com o maior número de lesões por concussão no grupo etário dos 5 anos (51,09%), seguido do grupo etário dos 3 anos e dos 2 anos (19,65% e 10,04%). O *valor de p* foi de 0,5.

(Tabela 3) mostra uma correlação das lesões periodontais com o género, com uma maior percentagem de lesões nos homens (58,5%) do que nas mulheres (41,4%). O valor de $p = 0,5$ não foi significativo. A concussão foi considerada o tipo de lesão periodontal mais prevalente no estudo acima referido. Em segundo lugar ficou a luxação lateral, o que é uma descoberta única, uma vez que, de acordo com estudos anteriores, a subluxação foi documentada como sendo a mais prevalente. Os rapazes foram mais afectados por lesões periodontais do que as raparigas. As lesões dos tecidos moles dentários ocorreram 2-4 vezes mais frequentemente (de acordo com o grupo etário) do que as lesões dos tecidos duros dentários. Este facto pode ser atribuído à elasticidade do ligamento periodontal e à resiliência do osso alveolar **(Gupta & Singh 2022)**.

Os resultados a longo prazo das lesões de luxação em dentes primários e descobriram que a erupção atrasada e a malformação de sucessores permanentes eram sequelas comuns **(Oikarinen et al. 2018)**.

As lesões dentárias traumáticas nos dentes decíduos podem causar complicações clínicas, incluindo alterações de cor, necrose pulpar, obliteração do canal pulpar, reabsorção radicular externa e reabsorção radicular interna **(Andreasen et al. 2007)**.

Tipos de lesões por luxação

- **Concussão**

- **Subluxação**

- **Lesões por luxação extrusiva**

- **Lesões de luxação intrusiva**

- **Lesões por luxação lateral**

Concussão

A concussão é caracterizada por uma lesão das estruturas de suporte do dente sem aumento da mobilidade ou deslocamento do dente, mas com reação à percussão horizontal ou vertical, podendo estar associada a fratura da coroa (**Figura.1**).

CARACTERÍSTICAS CLÍNICAS

As características gerais da concussão incluem (**Andreasen 2007, Elleray et al. 2023**).

- Dor e sensibilidade imediatas.

- Edema e hemorragia.

- O exame clínico revela uma reação marcada à percussão na direção horizontal ou vertical.

- A dor é frequentemente localizada no dente lesionado e pode persistir durante vários dias.

- Rutura de algumas fibras do ligamento periodontal.

- O fornecimento neurovascular da polpa pode ser afetado, levando à necrose da polpa.

- Essas lesões podem passar despercebidas pelos pais, e a procura por atendimento pode ocorrer somente após a instalação das sequelas, principalmente quando associadas a traumas graves.

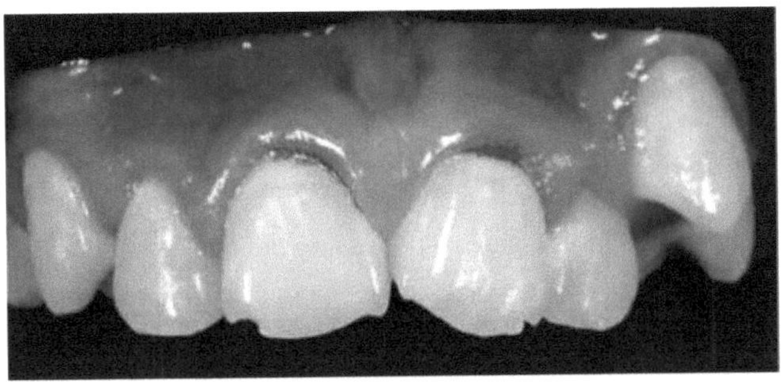

Figura. 1: Aparências iniciais

Nalguns casos de *concussão*, o impacto resulta em hemorragia e edema, e o doente queixa-se de que o dente está sensível ao toque. O teste de sensibilidade pulpar é normalmente positivo e não se notam alterações radiográficas **(Andreasen 2007)**.

Outra caraterística clínica que pode indicar uma lesão dentária por concussão é a descoloração do dente. O dente lesionado pode ficar mais escuro ou apresentar alterações anormais de cor devido ao impacto. Essa descoloração é causada pelo acúmulo de sangue dentro da estrutura do dente, conhecido como hemorragia pulpar **(Oginni et al. 2007)**. **(Fakhruddin et al. 2019)** mostraram que 70% das crianças com lesões de concussão em dentes decíduos exibiam descoloração dentária. **(Figura. 2)**

Cerca de 94% das crianças com lesões de concussão na dentição decídua apresentaram alteração da sensibilidade dentária. Trata-se de uma caraterística clínica importante das lesões dentárias por concussão. O dente afetado pode tornar-se hipersensível às mudanças de temperatura, tornando difícil para a criança consumir alimentos e bebidas quentes ou frias. Além disso, a criança pode apresentar maior sensibilidade ao toque ou à pressão aplicada ao dente lesionado **(Zaleckiene et al. 2016)**.

Em 40% das crianças que sofreram concussões em seus dentes decíduos, houve inchaço e sangramento. Além disso, a criança pode sangrar do próprio dente danificado ou das gengivas **(Glendor et al. 2019)**.

Em 87% das crianças com lesões por concussão nos dentes decíduos, a mobilidade dentária é observada. Em alguns casos, as lesões dentárias por concussão podem causar inchaço e hemorragia à volta do dente afetado. Este inchaço é frequentemente acompanhado de sensibilidade e pode ser visível externamente. Também se observou que as concussões dentárias também podem causar deslocação e movimento dos dentes. O dente afetado pode ficar ligeiramente solto e deslocar-se para fora da sua posição original. Esta mobilidade deve-se ao rompimento do ligamento periodontal, que liga o dente ao osso circundante **(Lin et al. 2020)**.

A criança pode sentir desconforto ao comer, beber ou mesmo falar. Estas crianças com lesões de concussão nos dentes decíduos relataram níveis significativamente mais elevados de dor em comparação com aquelas sem tais lesões **(Elleray et al. 2023)**.

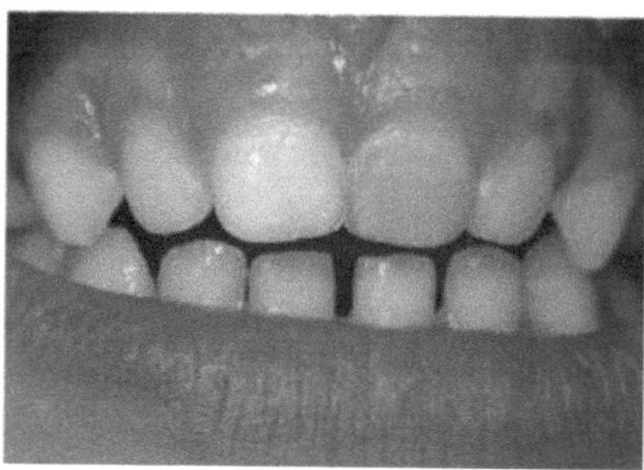

Figura 2: Incisivo primário descolorido após lesão traumática.
(Cortesia do Dr. Travis Nelson)

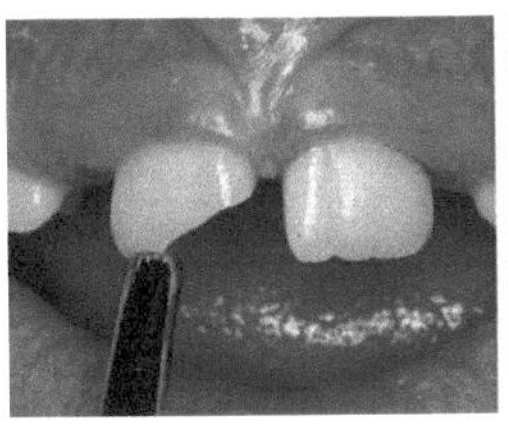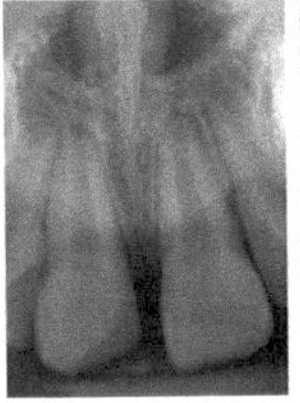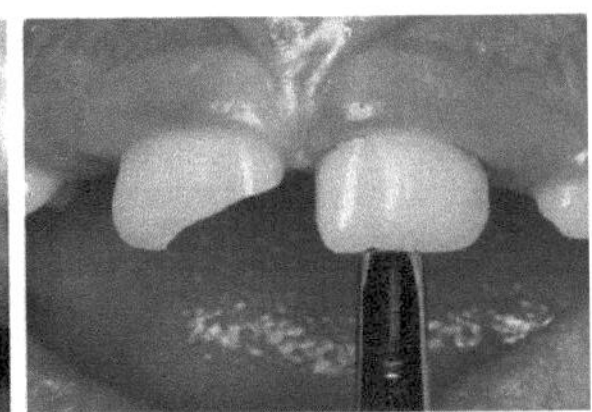

Figura. 3: Características clínicas e radiográficas de concussão e subluxação. Os incisivos centrais superiores direito e esquerdo sofreram uma pancada e são sensíveis à percussão. O incisivo central direito está firme no seu encaixe (concussão), enquanto o incisivo central esquerdo está solto, com hemorragia do sulco gengival (subluxação). **(Ref. Textbook and Color Atlas of Traumatic Injuries to the Teeth, 5th Ed**).

RADIOGRÁFICO

Normalmente não se observam alterações na configuração do espaço do ligamento periodontal (PDL). No entanto, em casos com mobilidade acentuada (grau 3, incluindo mobilidade vertical), pode observar-se um ligeiro alargamento do espaço do PDL. Não é recomendada uma radiografia de base. **(Figura. 3)**

TRATAMENTO DA DENTIÇÃO DECÍDUA

De acordo com as directrizes da Associação Internacional de Traumatologia Dentária para a gestão de lesões dentárias traumáticas: Injuries in primary dentition", **(Associação Internacional de Traumatologia Dentária 2020)**.

O tratamento da concussão é o seguinte:

- Não é necessário qualquer tratamento.

- A observação deve ser efectuada.

- Educação dos pais/pacientes:

— Ter cuidado ao comer para não traumatizar ainda mais o dente lesionado e incentivar o regresso à função normal o mais rapidamente possível.

— Para estimular a cicatrização gengival e evitar a acumulação de placa bacteriana, os pais devem limpar a área afetada com uma escova macia ou um cotonete.

TRATAMENTO DA DENTIÇÃO PERMANENTE

De acordo com as **directrizes da Associação Internacional de Traumatologia Dentária para a gestão de lesões dentárias traumáticas (2020):**

- Nenhum tratamento é indicado, a menos que outros dentes tenham sofrido um trauma mais extenso. Uma vez que os sintomas são mínimos, os doentes com este tipo de lesão podem não se apresentar ao dentista para avaliação na altura do traumatismo.

- Se o doente se queixar de desconforto, pode ser-lhe recomendado Tylenol ou ibuprofeno.

- Recomenda-se evitar traumas adicionais no dente ou dentes afectados.

- Seguir uma dieta de alimentos moles durante 1 semana e manter uma boa higiene oral ajudará no processo de cicatrização.

SEGUIR - PARA CIMA

As directrizes da Associação Internacional de Traumatologia Dentária (IADT) (2020) recomendam um exame clínico:

→ em 1 semana

→ às 6-8 semanas

- O tratamento de acompanhamento, que frequentemente requer a perícia de uma equipa orientada para a criança, está fora do âmbito destas orientações.

- A avaliação dos dentes descolorados deve ser efectuada pelo menos uma vez por ano.

Subluxação

A subluxação é uma lesão nas estruturas de suporte dos dentes com um afrouxamento anormal, mas sem deslocamento **(Figura 4)**.

CARACTERÍSTICAS CLÍNICAS

A subluxação tem as seguintes características clínicas **(Flores et al. 2001, Fried 1996)**.

- Maior mobilidade na direção horizontal.

- O dente parece ser sensível a estímulos térmicos, à percussão e a forças oclusais.

- Ocorrência ou não de sangramento do sulco gengival.

- A hemorragia do sulco gengival está normalmente presente, indicando danos no tecido periodontal.

- O dente responde normalmente aos testes de sensibilidade.

- Não são encontradas anomalias, embora possa ser detectado um ligeiro espessamento do ligamento periodontal em casos de mobilidade acentuada.

- Afrouxamento do dente sem deslocamento e tem sido relatado com uma ampla gama de **incidência**

- Nas lesões por subluxação, os dentes são sensíveis ao toque e móveis, mas não deslocados

- A lesão do periodonto e da polpa por subluxação é geralmente pequena, transitória e sem consequências graves.

- De acordo com Andreasen & Pedersen 1985, a dor é normalmente referida durante a oclusão e a mastigação **(Andreasen & Pedersen 1985)**.

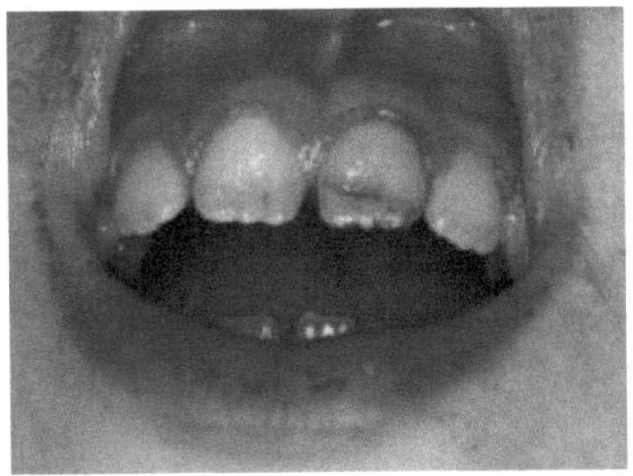

Figura 4: Fotografia clínica mostrando o incisivo central superior esquerdo subluxado com sangramento da bolsa periodontal como sinal de subluxação. Existem vestígios de hemorragia no dente. Não é visível qualquer deslocação aparente do dente.

CARACTERÍSTICAS RADIOGRÁFICAS

Uma radiografia de uma lesão por subluxação deve mostrar um dente de aspeto saudável, sem alargamento óbvio do ligamento periodontal **(Djemal et al. 2016). (Figura. 5)**

O espaço do ligamento periodontal normal a ligeiramente alargado será visível **(Day et al. 2020).**

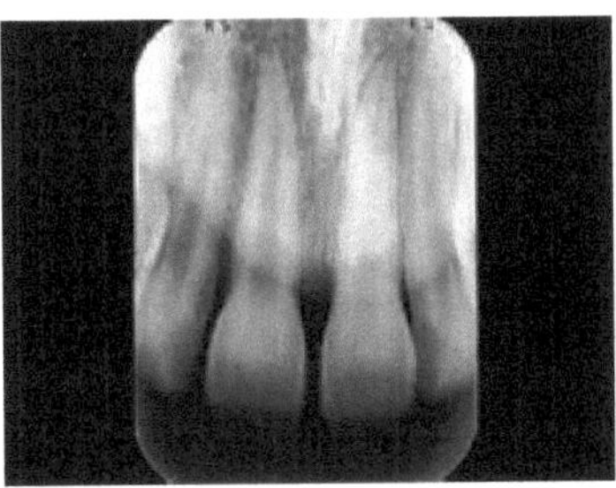

Figura 5: As películas intra-orais mostram o incisivo central maxilar esquerdo na sua posição normal na cavidade. Em alguns casos, um

alargamento do ligamento periodontal pode indicar edema do ligamento periodontal.

As características radiográficas das lesões de subluxação utilizando a TCFC. Eles observaram que os dentes decíduos subluxados frequentemente exibiam um espaço alargado do ligamento periodontal (PDL), indicando a presença de lesão. Além disso, o estudo revelou que a reabsorção radicular era uma caraterística radiográfica comum associada a lesões por subluxação. Essas descobertas destacam a importância das radiografias na identificação de lesões dentárias de subluxação e na avaliação de sua gravidade (**Loo et al. 2017**).

Souza et al. avaliaram a utilidade diagnóstica das radiografias periapicais digitais para lesões dentárias de subluxação. Comparam as primeiras radiografias efectuadas após o dano com as posteriores, uma vez que tal permite avaliar as alterações no espaço PDL ao longo do tempo. Salientaram que, enquanto um espaço PDL persistentemente alargado pode indicar uma lesão em curso ou consequências, um espaço PDL mais estreito é indicativo de recuperação. O caráter dinâmico das lesões de subluxação e o valor das radiografias seriadas no rastreamento de seu desenvolvimento são destacados por este estudo (**Souza et al. 2019**).

As características radiográficas associadas às lesões dentárias por subluxação foram destacadas nesse estudo. Eles enfatizaram a importância de se avaliar a posição do dente dentro do alvéolo alveolar, pois dentes subluxados podem demonstrar posicionamento anormal. Além disso, discutiram a ocorrência potencial de dentes deslocados ou avulsionados em conjunto com lesões por subluxação, necessitando de um exame radiográfico minucioso para identificar com precisão as lesões associadas (**Andreasen et al. 2007**).

TRATAMENTO DA DENTIÇÃO DECÍDUA

De acordo com as **directrizes da Associação Internacional de Traumatologia Dentária (IADT)** sobre a gestão de lesões dentárias por subluxação (**Day et al. 2020**):

- Não é necessário qualquer tratamento.

- Observação

- Educação dos pais/pacientes:

  - Ter cuidado ao comer para não traumatizar ainda mais os dentes lesionados e incentivar o regresso à função normal o mais rapidamente possível

  - Para favorecer a cicatrização gengival. Os pais devem limpar a área afetada com uma escova macia ou um cotonete.

- O tratamento endodôntico é por vezes necessário, mas só mais tarde, quando os sintomas o exigirem. Para além de uma trituração judiciosa para libertar a oclusão, não é necessário qualquer tratamento de emergência (**Andreasen 1986**).

TRATAMENTO DA DENTIÇÃO PERMANENTE

De acordo com as directrizes de tratamento da Associação Internacional de Traumatologia Dentária (IADT) 2020, o tratamento das lesões por subluxação dos dentes permanentes é o seguinte

- Normalmente, não é necessário qualquer tratamento

- Pode ser utilizada uma tala passiva e flexível para estabilizar o dente até 2 semanas, mas apenas se houver mobilidade excessiva ou sensibilidade ao morder o dente

- Monitorizar o estado da polpa durante pelo menos um ano, mas de preferência durante mais tempo

ACOMPANHAMENTO

De acordo com as directrizes de tratamento da Associação Internacional de Traumatologia Dentária (IADT) 2020, o acompanhamento deve ser feito da seguinte forma:

São necessárias avaliações clínicas e radiográficas:

- após 2 semanas S^+

- após 12 semanas

- após 6 meses

- após 1 ano

Nota: S^+ - Splinting

Lesões de luxação extrusiva

A luxação extrusiva também é conhecida como luxação periférica, avulsão parcial. É definida como a deslocação parcial do dente para fora do seu alvéolo (**Andreasen 4th edition**).

CARACTERÍSTICAS CLÍNICAS

As lesões de luxação extrusiva são causadas pela ação de uma força oblíqua e caracterizam-se por uma elevada mobilidade e deslocação parcial do dente para fora do seu alvéolo (**Andreasen & Andreasen 1985**). Também chamadas de avulsões parciais, elas podem interromper o suprimento vascular para a polpa (**Andreasen & Andreasen 1985**).

De acordo com **Andreasen (2007)**, clinicamente,

- O dente parecerá alongado (**Figura 6a**)

- O dente é inicialmente móvel (**Figura 6 a**)

- Observa-se hemorragia no sulco gengival (**Figura 6 a,b**)

- O som de percussão é monótono (**Humphreys et al. 2003**).

- A oclusão e a mastigação são dolorosas,

- A dor espontânea, quando presente, é apenas ligeira.

- Deslocado palatalmente;

Foram avaliados 57 casos de lesões por luxação extrusiva em dentes decíduos e verificou-se que a dor, o inchaço e o aumento da mobilidade estavam consistentemente presentes em todos os casos (**Holan & Ram 2005**).

Num relato de caso, foi discutido o tratamento de incisivos superiores permanentes imaturos severamente extruídos e o resultado da revascularização. A criança foi relatada com dificuldade para fechar a boca ou falar adequadamente devido a incisivos centrais superiores severamente deslocados, evidentes na vista extra-oral (**Figura 6 a**). O exame intrabucal mostrou luxação extrusiva severa dos incisivos juntamente com fratura da cortical labial (**Figura 6 b**). Os dentes apresentavam uma mobilidade excessiva e o incisivo central superior direito apresentava uma deslocação acentuada na direção palatina. O segmento palatino do osso alveolar estava ligeiramente móvel à palpação, mas não parecia estar deslocado. Os incisivos laterais vizinhos apresentavam uma mobilidade normal. A gengiva anexa distal ao incisivo lateral direito estava lacerada (**Figura 6b**). Uma radiografia periapical revelou um aumento do espaço do ligamento periodontal apical em ambos os incisivos, juntamente com o deslocamento palatino do incisivo central direito (**Figura 6 c**). Em ambos os dentes, o desenvolvimento radicular estava incompleto e eram evidentes canais radiculares largos e ápices abertos (**Cehreli et al. 2012**).

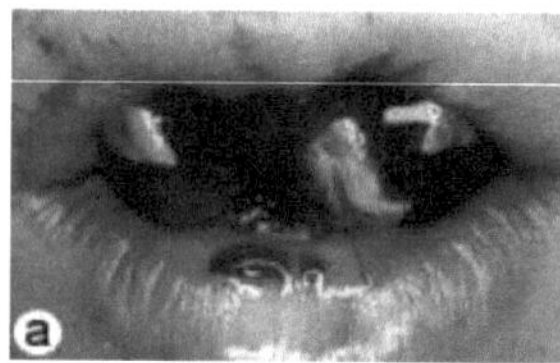
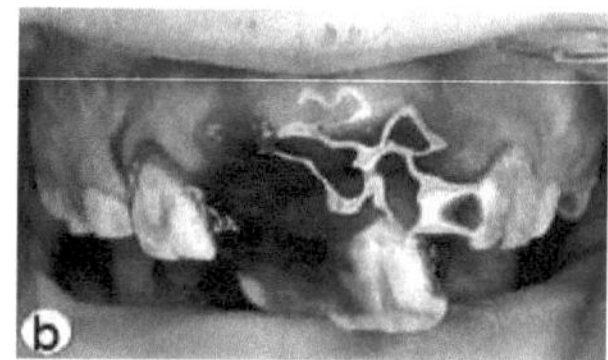
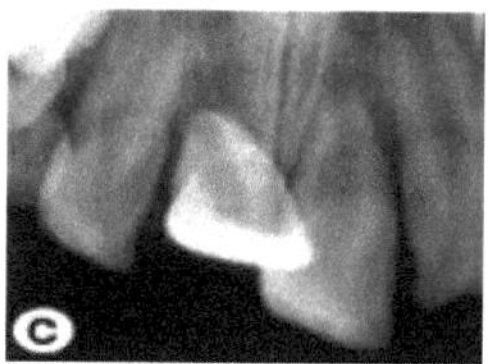

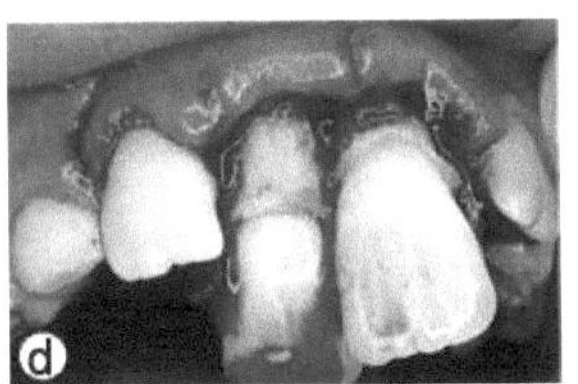
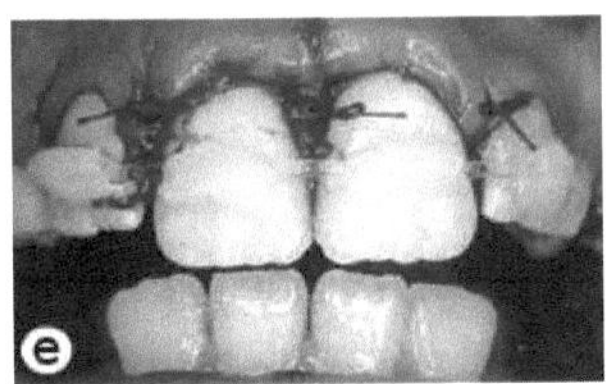
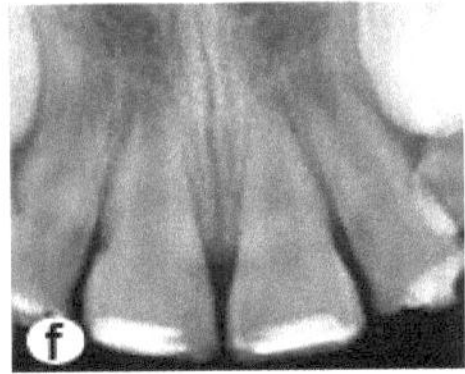

Figura. 6: Exame inicial do paciente. a) Vista extra-oral, demonstrando a extensão do encerramento da mandíbula; b) vistas intra-orais e c) radiográficas dos incisivos extruídos; d) vista intra-oral após a remoção do coágulo sanguíneo com irrigação salina; e) vista dos incisivos após redução, esplintagem e sutura; f) vista radiográfica dos incisivos após reposicionamento, revelando os canais radiculares largos e ápices abertos **(Cehreli et al. 2012)**.

CARACTERÍSTICAS RADIOGRÁFICAS

A evidência radiográfica confirmará a deslocação dos dentes para fora da cavidade e um aumento da largura do ligamento periodontal **(Humphreys et al. 2003)**.

Os dentes extruídos mostram um espaço periodontal alargado, especialmente apicalmente (**Figura 7**). Isto será evidente na exposição oclusal **(Andreasen & Andreasen 2007)**.

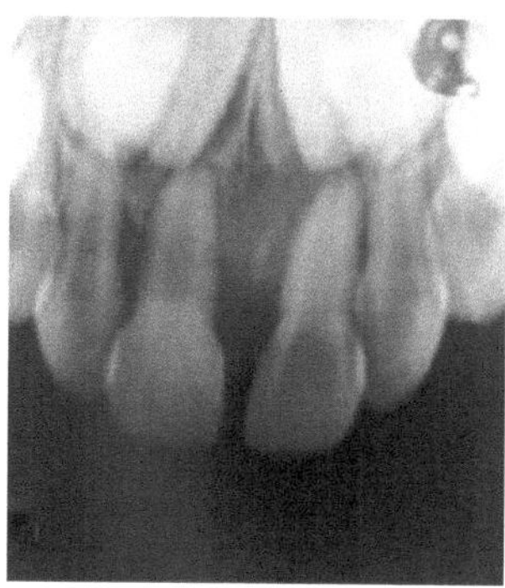

Figura 7: Radiografia pré-operatória mostrando o aumento do espaço apical do ligamento periodontal e a rarefação óssea em relação ao incisivo central superior esquerdo, dente n° 61 **(Gupta & Abhishek 2016)**.

As radiografias periapicais fornecem informações valiosas sobre a largura do espaço PDL. Nos casos de luxação extrusiva, pode ser observado um aumento do espaço PDL devido à rutura e ao estiramento das fibras PDL **(Flores et al. 2016)**.

As radiografias periapicais de 54 crianças com lesões de luxação extrusiva foram analisadas e os investigadores descobriram que o achado radiográfico mais comum era um espaço alargado do ligamento periodontal. Além disso, observaram que as fracturas radiculares eram a lesão associada mais prevalente nestes casos **(Zhang et al. 2023)**.

Foi avaliada a eficácia das radiografias periapicais no diagnóstico de várias lesões dentárias, incluindo a luxação extrusiva. O estudo concluiu que as radiografias periapicais eram altamente fiáveis na identificação da extensão da deslocação do dente e da reabsorção radicular **(Petti et al. 2019)**.

TRATAMENTO DA DENTIÇÃO DECÍDUA

Tal como referido nas **directrizes da Associação Internacional de Traumatologia Dentária (IATD)**, o exame e o tratamento de uma criança pequena são frequentemente difíceis devido ao medo e à falta de cooperação, causando angústia tanto para a criança como para os pais **(Day et al. 2020)**.

A observação é frequentemente a opção mais adequada na situação de emergência, a menos que haja risco de aspiração, ingestão ou interferência com a oclusão. Esta abordagem conservadora pode reduzir o sofrimento adicional da criança e o risco de mais danos à dentição permanente **(Flores et al. 2019)**.

Idealmente, as lesões de luxação extrusiva requerem tratamento imediato, que consiste no reposicionamento e estabilização. A seguir, deve ser feito o acompanhamento do dente a longo prazo. Esta abordagem permite um melhor controlo das complicações pós-traumáticas e aumenta as hipóteses de sobrevivência do dente e dos tecidos de suporte **(Spinas 2020)**.

Além disso, a estreita relação entre o ápice da raiz do dente decíduo traumatizado e o germe do dente permanente subjacente tem de ser sempre tida em consideração e monitorizada **(Di Giorgio et al. 2021)**.

De acordo com os protocolos propostos pela IADT, as decisões de tratamento para luxação extrusiva num dente primário dependem de **(Kour et al. 2021)**:

- Grau de deslocação, mobilidade, formação de raízes e capacidade da criança para fazer face à situação de emergência.

- Se o dente não estiver a interferir com a oclusão - deixe que o dente se posicione espontaneamente.

- Se o dente for excessivamente móvel ou extrudido mais de 3 mm, extrair sob AL.

- Em casos de extrusão superior a 4 mm, o dente deve ser extraído.

TRATAMENTO DA DENTIÇÃO PERMANENTE

O tratamento começa com um diagnóstico clínico e radiográfico correto, seguido do reposicionamento manual do dente no alvéolo e da colocação de uma tala flexível, que deve permanecer no local durante cerca de 2 semanas. De acordo com as directrizes de 2020 da IADT (Associação Internacional de Traumatologia Dentária), o tempo de imobilização pode ser prolongado por mais 4 semanas se houver rutura/fratura do osso marginal (**Bourguignon et al. 2020**)

O reposicionamento manual é muitas vezes impossível devido à formação de um coágulo de sangue no alvéolo, especialmente no caso de tratamento tardio. Nestes casos, é necessário considerar terapias alternativas, como o reposicionamento cirúrgico (**Grossman 1966**) ou o reposicionamento ortodôntico (re-intrusão do dente) (**Sübay et al. 2007**).

O tratamento de dentes permanentes extruídos, observados logo após a lesão, consiste em um reposicionamento cuidadoso, no qual o coágulo formado entre a raiz deslocada e a parede do alvéolo será lentamente pressionado para fora ao longo da fenda gengival (**Figura 8**). Geralmente não é necessária a administração de anestesia local. Como o dente reposicionado tem frequentemente tendência para migrar incisalmente, deve ser aplicada uma tala flexível durante 2-3 semanas (**Andreasen 4ª edição**).

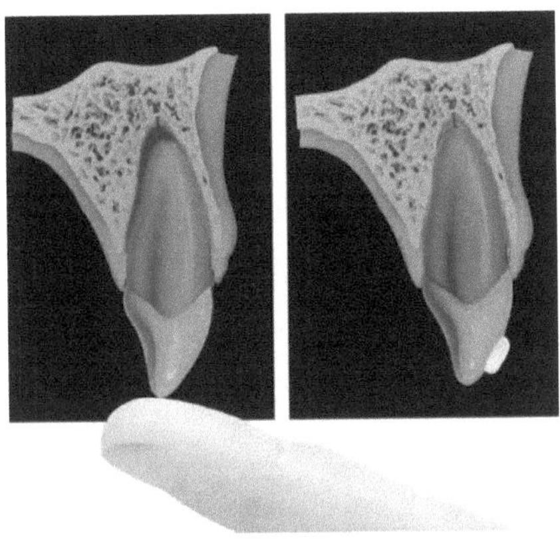

Figura. 8: Tratamento da luxação extrusiva. O dente extruído deve ser suavemente reposicionado usando a pressão axial dos dedos na borda incisal e o dente deve ser esplintado **(Andreasen 4ª edição).**

Em um relato de caso de paciente de 4 anos de idade com trauma na região 51, 61, o tratamento foi realizado após a remoção do coágulo sanguíneo com irrigação abundante de soro fisiológico (**Figura 6d**), a cortical vestibular deslocada foi suavemente reposicionada. Em seguida, os incisivos extruídos foram meticulosamente reposicionados por meio de manobra digital convencional, sem sinais de resistência por bloqueio do coágulo. Um splint semirrígido feito de linha de pesca monofilamentar de 0,9mm foi colado aos incisivos laterais e centrais com resina composta acid-etch (**Figura 6 e**). Após a sutura das lacerações dos tecidos moles, foi tirada uma radiografia para confirmar a redução e o reposicionamento correctos (**Figura 6 f**). Foi prescrito ao paciente amoxicilina e ibuprofeno, e agendada uma consulta de acompanhamento (**Cehreli et al. 2012**).

Nos casos em que o dente não pode ser reposicionado devido ao bloqueio do coágulo sanguíneo ou como resultado de um tratamento tardio, pode ser considerada uma opção diferente para o reposicionamento do dente. A reimplantação intencional é a remoção deliberada de um dente e a sua reinserção no alvéolo quase imediatamente após o selamento do forame apical **(Martins et al. 2007).**

Nos casos de extrusão, os resultados mais bem-sucedidos da lesão por extrusão ocorrem quando o dente é devolvido à posição original o mais rápido possível após o trauma. Atrasos na procura de tratamento, má cooperação e gravidade das lesões traumáticas podem resultar no reposicionamento incompleto dos dentes no momento da lesão **(Elbay et al. 2014).**

Quando o reposicionamento manual não é possível, o reposicionamento cirúrgico e ortodôntico são abordagens alternativas. O reposicionamento cirúrgico, ou reimplantação intencional, envolve a extração do dente extruído, seguida de irrigação e limpeza suave do alvéolo. O dente é então reinserido no alvéolo o mais rápido possível **(Weine 1990).** É necessário efetuar um tratamento endodôntico adequado no prazo de 15 dias após o traumatismo dentário para evitar o aparecimento de reabsorção radicular interna **(Spinas et al. 2020).**

Foi relatado que o prognóstico de lesões dentárias extrusivas em dentes permanentes é muito melhorado pelo reposicionamento no prazo de 24 horas após a lesão **(Jindal et al. 2018).**

Num relato de caso, o paciente do sexo masculino, de 13 anos de idade, com lesões de luxação extrusiva, foi relatado e o número do dente afetado era 11. O tratamento dentário foi efectuado após um período de 30 dias de trauma. Clinicamente, a mobilidade de grau I estava presente. Radiograficamente, a lâmina dura era insuficiente, a radiolucência apical, a ausência de vida pulpar e o espaço do ligamento periodontal alargado. Também ausência de reabsorção interna e externa. A intrusão ortodôntica é o tratamento (4 meses). Antes da intrusão, foi efectuada uma terapia endodôntica com penso de cálcio durante uma semana, utilizando hidróxido. Após 1 ano de acompanhamento, os achados clínicos e radiográficos apresentados eram normais **(Sübay et al. 2007)**.

Num caso que envolveu uma mulher de 15 anos de idade com um traumatismo no dente número 21. O tratamento foi iniciado quatro dias após o traumatismo e, clinicamente, estava presente uma extrusão de Grau IV de vários milímetros e mobilidade de Grau II, quando relatada. Radiograficamente, não foram observadas fracturas radiculares ou fracturas ósseas. O tratamento foi efectuado com reimplantação intencional durante 10 minutos. Em seguida, foi realizado tratamento endodôntico com hidróxido de cálcio curativo por 1 semana. Em seguida, o canal foi tratado com a técnica de Tagger e selado com selante. Curiosamente, no final do acompanhamento de 3 anos, o autor salientou que a coroa apresentava uma ligeira extrusão e exibia uma tonalidade amarelada. Assim, a terapia ortodôntica foi mais segura em comparação com o reimplante intencional **(Martins et al. 2007)**.

ACOMPANHAMENTO

De acordo com as **directrizes da Associação Internacional de Traumatologia Dentária**. O exame clínico de acompanhamento deve ser efectuado **(Day et al. 2020)**:

- Após 1 semana
- 6-8 semanas
- 1 ano

Lesões de Luxação Intrusiva

A luxação intrusiva foi definida como a deslocação de um dente em direção axial para o interior do osso alveolar. Esta luxação é considerada completa quando o dente é envolvido pelos tecidos circundantes ou parcial quando a borda incisal da coroa é visível **(Andreasen 1984)**. Além disso, as raízes curtas dos dentes decíduos, as raízes em reabsorção e a alta relação coroa/raiz oferecem menos resistência contra o deslocamento intrusivo **(von Arx 1993)**.

CARACTERÍSTICAS CLÍNICAS

Andreasen et al. (2007). As características clínicas são as seguintes:

- As contusões do lábio inferior e do queixo são mais frequentes nas lesões por intrusão **(Andreasen 1970)**.

- Deslocação de um dente em direção axial para o interior do osso alveolar.

- O dente irá intruir em quedas onde o impacto é axial devido à curvatura labial da raiz; **(Figura.9,10)**

- A intrusão provoca normalmente uma deslocação axial e labial

- O ápice penetra através da lâmina óssea labial.

- Os casos em que a direção do impacto tem uma forte componente lingual ocorrem tipicamente quando a criança cai com um objeto na boca (por exemplo, chupeta ou brinquedo).

- Nestes casos, o ápice do dente lesionado pode ser forçado para dentro do folículo do sucessor permanente, resultando por vezes em lesões graves no germe do dente permanente em desenvolvimento.

- Os tecidos moles circundantes (lábios, mucosa oral, gengivas fixas e livres e frénulos) devem ser verificados quanto a lacerações e hematomas.

- Os sinais de hemorragia do sulco que rodeia o dente ferido indicam danos no ligamento periodontal.

- A palpação da gengiva e do vestíbulo pode revelar um hematoma flutuante acima do dente deslocado

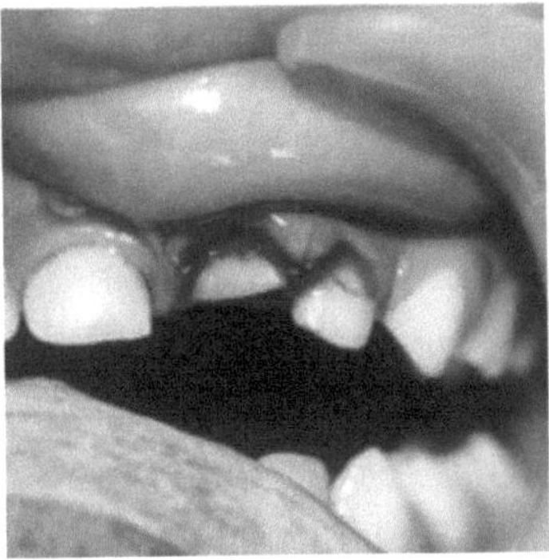

Figura. 9: Vista pré-operatória mostrando a intrusão do 61 e a subluxação do 62. **(Shanmugam et al.2011)**

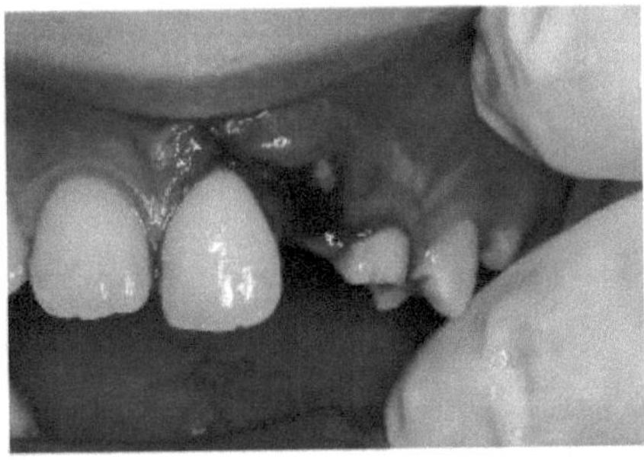

Figura. 10: Aspeto intra-oral do incisivo lateral superior permanente esquerdo intruído **(Elbay et al. 2015).**

O grau de intrusão pode ser dividido em 3 graus **(von Arx 1995)**

- Grau I. Intrusão parcial ligeira em que mais de 50% da coroa é visível.

- Grau II. Intrusão parcial moderada em que menos de 50% da coroa é visível.

- Grau III. Intrusão grave ou completa da coroa

CARACTERÍSTICAS RADIOGRÁFICAS

No exame radiográfico, o espaço do ligamento periodontal será parcial ou totalmente obliterado **(Figura 12)**. No entanto, deve notar-se que, em alguns casos de deslocação óbvia, pode ainda ser visto um espaço periodontal de largura normal **(Andreasen et al. 2006) (Figura 11)**. Se o dente parecer mais curto em comparação com o seu antímero não lesionado, então pode-se assumir o deslocamento vestibular da raiz com risco mínimo para o sucessor permanente. Por outro lado, se um dente decíduo deslocado aparece alongado radiograficamente, o dente provavelmente foi invadido pelo folículo do dente permanente e deve ser removido **(Wilson 1995)**.

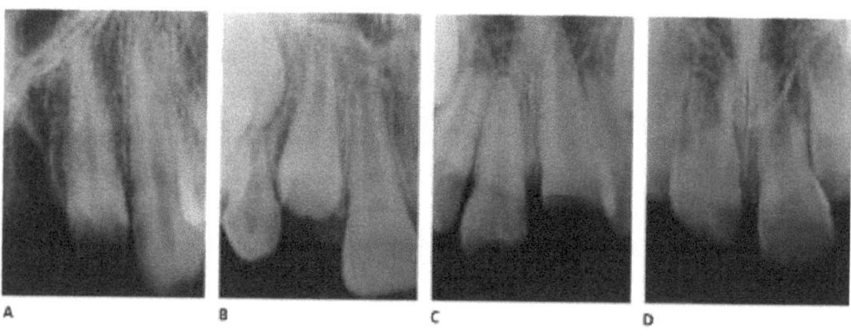

Figura.11: Aspeto radiográfico das intrusões. A. Luxação intrusiva de um incisivo lateral. Observe o desaparecimento do espaço do ligamento periodontal ao redor do dente deslocado. B. Incisivo lateral intruído Observe que um espaço periodontal está presente ao longo da maior parte da superfície radicular. C e D. Intrusão de dentes com formação radicular incompleta e completa. Observe a diferença na posição da junção cemento-esmalte em comparação com o dente adjacente **(Andreasen et al. 2006)**

Uma radiografia dos tecidos moles pode ser útil para detetar a presença de corpos estranhos que possam ter sido impactados dentro de lacerações do lábio ou da língua **(Fried & Erickson 1995).**

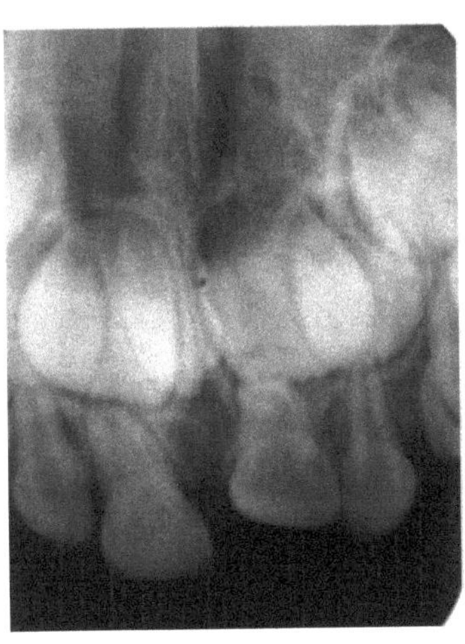

Figura. 12: Radiografia mostrando a intrusão 61. **(Shanmugam et al.2011)**

TRATAMENTO DA DENTIÇÃO DECÍDUA

De acordo com "Guidelines for the Management of Traumatic Injuries to Primary Teeth" **(Flores et al. 2007)**, a vista lateral extra-oral do dente em questão é útil para revelar a relação entre o ápice do dente deslocado e o germe do dente permanente, bem como a direção da deslocação (filme tamanho 2, vista vertical). Qualquer linha de fratura horizontal do ápice do dente primário e do seu sucessor permanente também será revelada.

Como regra geral, portanto, para revelar a posição vestibular do ápice para permitir a re-erupção espontânea, uma radiografia extra-oral lateral deve ser realizada em casos de 1 dente intruído quando a coroa desapareceu completamente e os achados clínicos são inconclusivos **(Flores 2002)**.

O tratamento de um incisivo primário intruído depende das seguintes variáveis:

1. Direção da intrusão,

2. Grau de intrusão,

3. Presença de fratura do osso alveolar.

1. Direção da intrusão

A raiz do incisivo primário tem uma curvatura labial. Assim, o incisivo primário é frequentemente forçado a atravessar o osso vestibular, afastando-se do germe do dente permanente **(Ravn 1976)**. Neste caso, a re-erupção espontânea deve ser antecipada dentro de 1-6 meses **(Borum & Andreasen 1998)**. A necrose pulpar, a inflamação periapical, a reabsorção radicular externa, a anquilose e a obliteração do canal pulpar são sequelas possíveis após a intrusão **(Crespi 1992)**.

Em um estudo retrospetivo de 172 dentes intruídos, os ápices de mais de 80% dos dentes foram empurrados para vestibular. Verificou-se que a maioria deles reerupcionou e sobreviveu sem complicações por mais de 36 meses após o trauma, mesmo nos casos de intrusão completa e fratura da tábua óssea vestibular **(Holan & Ram 1999)**.

2. Grau de intrusão

Quando a incursão é modesta (grau I ou menos de 50% do comprimento da coroa), espera-se uma re-erupção espontânea. Uma incursão moderada ou severa (grau II ou III) raramente causará a erupção do dente; em vez disso, pode tornar-se necrótico, causando a extração **(Ravn 1968)**.

Se os sinais de re-erupção não forem evidentes após 4-8 semanas, deve suspeitar-se de anquilose e deve considerar-se a extração **(Borum & Andreasen 1998)**.

No entanto, a criança com o hábito do dígito ou do polegar pode aplicar pressão, impedindo que o dente intruído volte a irromper **(Wilson 1995)**.

3. Presença de fratura do osso alveolar

Se a intrusão levar à perfuração da placa cortical vestibular ou se o incisivo primário intrudido ficar posicionado totalmente vestibular à placa cortical dentro da questão mole da prega mucobucal, a extração do dente intrudido deve ser considerada **(Wilson 1995)**. Se o osso alveolar estiver fracturado, é muito provável que o incisivo intruído não volte a irromper **(Josell 1995)**, caso em que a placa óssea cortical fracturada deve ser reposicionada imediatamente com uma manipulação digital suave e o dente intruído deve ser extraído **(Josell 1995)**.

De acordo com as directrizes actuais, o regime de tratamento do incisivo primário intruído pode ser de dois tipos, dependendo do exame radiográfico **(Andreasen et al. 2007, Flores et al. 2007)**. O dente intruído é deixado para erupcionar espontaneamente se o ápice for movido em direção ou através da tábua óssea vestibular. Devemos reexaminar o dente clínica e radiograficamente mensalmente para monitorar a cicatrização. Mas, se o dente intruído foi forçado para dentro do folículo do germe do dente permanente, a extração do dente decíduo está indicada.

TRATAMENTO DA DENTIÇÃO PERMANENTE

De acordo com as "Directrizes para a Gestão de Lesões Traumáticas em Dentes Permanentes"

- Para o desenvolvimento de raízes imaturas, a abordagem preferida parece envolver a expetativa de erupção espontânea, embora este processo demore tipicamente cerca de 6 meses (com uma variação de 2 a 14 meses).

- A extrusão ortodôntica é geralmente recomendada para casos com raízes totalmente formadas, uma vez que esta abordagem parece contribuir para melhorar ligeiramente os resultados da cicatrização óssea. **(Figura. 13)**

- A colocação do dente reposicionado no lugar após a cirurgia tem sido proposta como um procedimento cirúrgico para tratar o dente intruído.

1. Reerupção espontânea

- Este parece ser o tratamento preferido para dentes com desenvolvimento radicular incompleto. Uma condição crucial, no entanto, é que o dente não esteja totalmente intruído, envolvendo especificamente a borda incisal. Se o bordo incisal for afetado, deve ser exposto; caso contrário, é necessário um reposicionamento cirúrgico parcial ou total.

- Aguarda-se a reerupção, que normalmente demora 6 meses a ser concluída (intervalo = 2-14 meses).

2. Extrusão ortodôntica

- A extrusão ortodôntica deve, idealmente, ser efectuada a um ritmo que corresponda à cicatrização do osso marginal. Para além disso, é fundamental que o dente seja adequadamente reposicionado numa questão de duas a três semanas, de modo a garantir o acesso à câmara pulpar no caso de ser necessário tratamento endodôntico.

- A movimentação ortodôntica dos dentes permanentes intruídos pode começar no exame inicial aquando da lesão ou alguns dias depois, quando o inchaço tiver diminuído.

- A extrusão ortodôntica mostra uma ligeira melhoria na cicatrização do osso marginal em comparação com o reposicionamento cirúrgico. **(Figura. 13)**

3. Extrusão cirúrgica

- Este método consiste em repor rapidamente o dente na sua posição habitual. Após anestesia local, o dente é agarrado com fórceps (de preferência proximalmente) e baixado para a sua posição normal. Posteriormente, o osso labial e palatino deslocado é reajustado com a pressão dos dedos e as lacerações gengivais são suturadas.

- É aplicada uma tala e mantida durante 6-8 semanas. Este procedimento é indicado principalmente em casos com múltiplas intrusões, bem como em casos em que o dente está intruído mais de 6 mm.

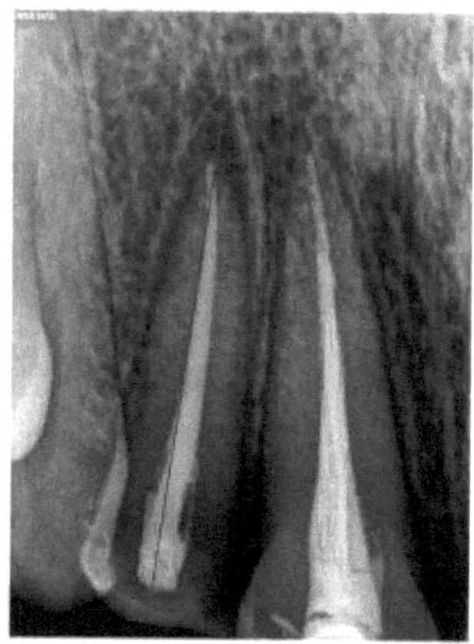

Figura. 13: Radiografia pós-operatória: a área radiolúcida na região apical do dente mencionava a quantidade da extrusão.

ACOMPANHAMENTO

O calendário de acompanhamento dos dentes decíduos traumatizados, de acordo com as directrizes da **Associação Internacional de Traumatologia Dentária (Flores et al. 2007)**, é o seguinte

- 1 semana: Clínico

- 3-4 semanas: Clínico, radiográfico

- 6-8 semanas: Clínico

- 6 meses: Clínico, radiográfico

- 1 ano: Clínica, radiográfica

A partir daí, todos os anos até à esfoliação. Observação clínica e radiológica até ao aparecimento do sucessor definitivo.

Lesões por Luxação Lateral

A luxação lateral é definida como o deslocamento do dente numa direção diferente da axial. Isto é acompanhado por cominuição ou fratura do alvéolo **(Andreasen 4th edition).**

Clinicamente, o dente com luxação lateral apresenta-se da seguinte forma:

- A luxação lateral conduz frequentemente a uma deslocação visível do dente afetado, fazendo com que este se mova para labial ou palatino. (**Figura. 14**)

- O dente pode parecer rodado, inclinado ou deslocado no seu encaixe. (**Figura. 15**)

- O dente pode apresentar uma posição "bloqueada", tornando difícil o seu reposicionamento manual (**Diab & el Badrawy 2017**)

- Os testes de percussão e mobilidade são idênticos aos encontrados em dentes intruídos (**Andreasen 4ª edição**)

- Na maioria dos casos, as coroas dos dentes luxados lateralmente são deslocadas para a língua.

- Estão geralmente associadas a fracturas da parte vestibular da parede da cavidade (**Andreasen 4ª edição**).

- O deslocamento dos dentes após a luxação lateral é normalmente evidente por inspeção visual (**Andreasen 4ª edição**).

- Devido à posição frequentemente bloqueada do dente no alvéolo, recomenda-se a avaliação da oclusão nos casos em que existe uma inclinação visível dos dentes maxilares, uma vez que pode ser difícil determinar se o traumatismo produziu pequenas alterações no alinhamento dentário (**Shetty et al. 2023**)

- Os pacientes com luxação lateral frequentemente sentem dor e sensibilidade no dente afetado. Além disso, o dente lesionado pode apresentar sensibilidade pulpar, que pode ser avaliada por meio de testes pulpares térmicos e elétricos **(Andreasen et al. 2018)**.

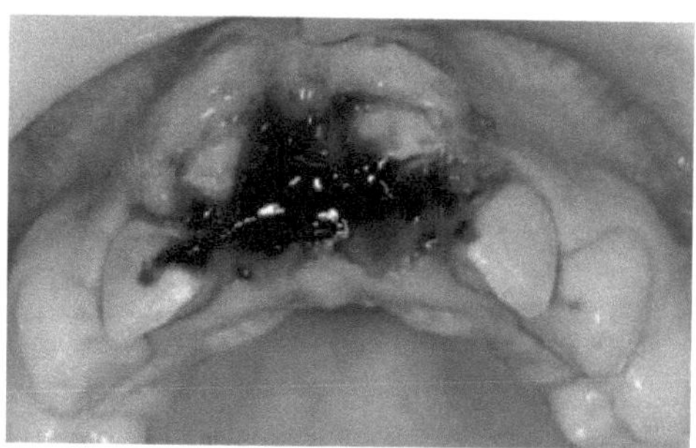

Figura. 14: Apresentação inicial 36 horas após a lesão. Borda incisal dos incisivos centrais superiores parcialmente visível **(Rovira-Wilde et al. 2020)**

De acordo com a **Dental Traumatology, (2020)**

1. **Luxação lateral sem deslocamento apical**

- Estes dentes são empurrados apenas na direção facial ou lingual, com a raiz apical a permanecer na sua localização original dentro do alvéolo.

- A polpa dos dentes luxados lateralmente sem deslocamento apical pode não responder aos testes de sensibilidade ao frio ou à eletricidade inicialmente e durante as semanas seguintes ou, por vezes, meses.

- Existe alguma hemorragia sulcular.

- A palpação revelará os contornos normais do alvéolo.

- Se for efectuado um teste de percussão, este produz normalmente um som normal ou algo aborrecido, embora possa não ser possível devido ao aumento do movimento dentário.

2. Luxação lateral com deslocamento apical

- O dente é frequentemente empurrado para palatino ou lingual e fica firmemente colocado na sua nova posição.

- Quando percutido, produzirá um som metálico baço, audivelmente diferente em comparação com os dentes adjacentes.

- O ápice rompeu a placa cortical facial e prendeu o dente lá dentro. A palpação das placas ósseas alveolares pode indicar a nova localização do ápice.

- Não apresentam qualquer resposta inicial ao frio ou ao teste da polpa eléctrica, e a sua falta de resposta é geralmente mantida devido à lesão grave do feixe neurovascular.

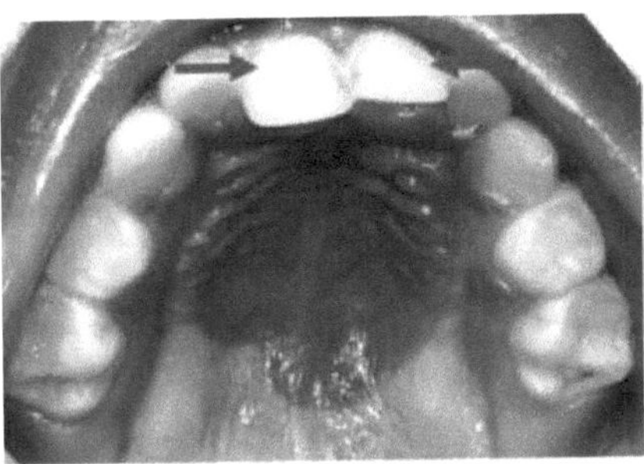

Figura. 15: Luxação lateral dos incisivos centrais superiores direito e esquerdo (seta azul) **(adotado de Das et al. 2023)**

CARACTERÍSTICAS RADIOGRÁFICAS

O exame radiográfico é crucial no diagnóstico da luxação lateral, uma vez que pode revelar a extensão da fratura da raiz, a fratura do osso alveolar e a deslocação do dente **(Andreasen et al. 2018).(Figura. 16)**

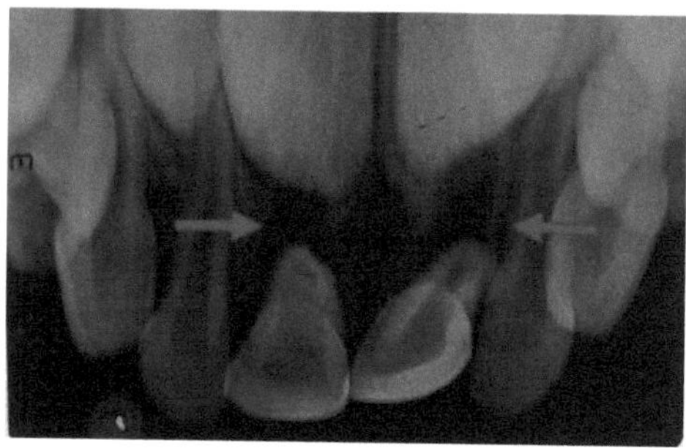

Figura 16: Radiografia intra-oral pré-operatória

Observa-se o deslocamento palatino do incisivo central superior direito e esquerdo (seta vermelha) (**adotado de Das et al. 2023**)

A isquemia localizada pode ser produzida pela rutura do suprimento neurovascular pulpar e compressão do ligamento periodontal da superfície radicular (PDL) cervicalmente, e lacerações do PDL apicalmente (**Andreasen & Andreasen 1990**).

Um dente luxado lateralmente mostra um aumento do espaço periodontal apicalmente quando o ápice é deslocado labialmente. (**Figura. 17**) No entanto, isso geralmente só é visto numa exposição oclusal ou excêntrica. Uma exposição ortorradial dará pouca ou nenhuma evidência de deslocação. A imagem radiográfica, que imita a luxação extrusiva, é explicada pela relação entre a deslocação e a direção do feixe central (**Andreasen 4ª edição**).

O exame radiográfico periapical mostrará muito provavelmente um espaço PDL que é alargado em torno da porção média e coronal da raiz, mas normal ou ligeiramente comprimido apicalmente (**Sigurdsson & Bourguignon 2015**).

Se houver evidência radiográfica de que o ápice se deslocou da sua posição normal, existe uma probabilidade muito elevada de que o feixe neurovascular tenha sido comprometido **(Sigurdsson & Bourguignon 2015).**

Aumento do espaço do ligamento periodontal apicalmente (mais claramente visto numa radiografia oclusal, especialmente se o dente estiver deslocado labialmente) **(Day et al. 2020).**

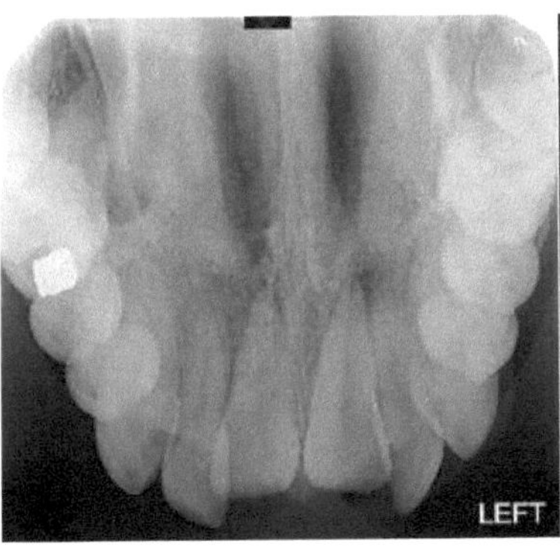

Figura.17: Radiografia oclusal padrão do maxilar superior identificando a deslocação apical dos incisivos centrais superiores (36 horas após a lesão) **(Rovira-Wilde et al. 2020)**

TRATAMENTO PARA DENTES DECÍDUOS

Para lesões de luxação lateral, as Diretrizes têm recomendado a extração imediata do dente decíduo traumatizado se a direção do deslocamento da raiz for em direção ao germe do dente permanente. A descontinuação desta prática é recomendada devido (a) ao potencial observado de re-erupção espontânea em dentes decíduos intruídos, (b) à apreensão de que a extração do dente possa causar danos adicionais ao germe dentário, e (c) à ausência de provas de que a extração imediata reduz o risco de danos adicionais ao germe dentário permanente **(Day et al. 2020).**

- Se a interferência oclusal for mínima ou inexistente, deve permitir-se que o dente se reposicione espontaneamente

- O reposicionamento espontâneo ocorre normalmente no prazo de 6 meses

- Em situações de deslocação grave, estão disponíveis duas opções, ambas requerendo anestesia local:

1. Extração quando existe o risco de ingestão ou aspiração do dente.

2. Reposicionar suavemente o dente. Se estiver instável na sua nova posição, colocar uma tala durante 4 semanas utilizando uma tala flexível presa aos dentes adjacentes não lesionados.

O estudo mostrou que para os dentes com incursão e/ou danos de luxação lateral, a esplintagem e o reposicionamento são necessários tratamentos imediatos. Após 2 semanas, o tratamento endodôntico é realizado se houver suspeita de danos pulpares para evitar a reabsorção inflamatória progressiva **(Diangelis et al. 2012)**.

De acordo com o estudo, para obter resultados óptimos, o reposicionamento suave tem de ser feito no prazo de uma hora após a lesão. O reposicionamento imediato do dente deslocado é essencial para evitar complicações a longo prazo **(Flores et al. 2016)**.

TRATAMENTO PARA DENTES PERMANENTES

As directrizes da Associação Internacional de Traumatologia Dentária (IADT) de 2007 indicam que os dentes com formação completa devem ser reposicionados cirurgicamente.

O tratamento imediato dos dentes com raiz completa e intrusão e/ou luxação lateral é o reposicionamento e a esplintagem. Após 2 semanas, o tratamento endodôntico é realizado para evitar a reabsorção inflamatória progressiva **(Alencar et al. 2019)**.

Directrizes de tratamento para lesões de luxação lateral dos dentes de acordo **com as directrizes da Associação Internacional de Traumatologia Dentária (IADT) de 2020**

- Reposicionar o dente digitalmente, desencaixando-o da sua posição bloqueada e reposicionando-o suavemente na sua localização original sob anestesia local.

- Método: Palpar a gengiva para sentir o ápice do dente. Utilize um dedo para empurrar para baixo a extremidade apical do dente e, em seguida, utilize outro dedo ou o polegar para empurrar o dente de volta para a cavidade bucal

- Estabilizar o dente durante 4 semanas utilizando uma tala passiva e flexível. Se houver rutura/fratura do osso marginal ou da parede do alvéolo, pode ser necessária uma tala adicional

- Monitorizar o estado da polpa com testes de sensibilidade pulpar nas consultas de acompanhamento

- Cerca de 2 semanas após a lesão, efetuar uma avaliação endodôntica:

- Dentes com formação incompleta da raiz:

  → Pode ocorrer revascularização espontânea.

  → Se a polpa se tornar necrótica e houver sinais de reabsorção externa inflamatória (relacionada com infeção), o tratamento do canal radicular deve ser iniciado o mais rapidamente possível.

  → Devem ser utilizados procedimentos endodônticos adequados para dentes imaturos

- Dentes com formação radicular completa:

    → A polpa tornar-se-á provavelmente necrótica.

    → Deve ser iniciado o tratamento do canal radicular, utilizando um corticosteroide-antibiótico ou hidróxido de cálcio como medicamento intra-canal para evitar o desenvolvimento de reabsorção externa inflamatória (relacionada com a infeção).

A aplicação de forças ortodônticas foi recomendada para o reposicionamento do dente, caso não ocorresse a erupção após 2 meses de observação. No entanto, a falta de erupção durante o período de observação envolve uma série de problemas, incluindo necrose pulpar, reabsorção radicular e anquilose **(Taintor et al. 1977)**.

Num estudo sistemático, não foram encontrados dados suficientes para comparar os resultados da cirurgia e da ortodontia **(Al-Khalifa & Al Azemi 2014)**.

De acordo com um estudo, a extrusão cirúrgica permite o acesso endodôntico, reduz as despesas e a duração do tratamento e melhora a aparência do paciente, o que tem um impacto na saúde geral do paciente **(Tsilingaridis et al. 2016)**.

ACOMPANHAMENTO

São necessárias avaliações clínicas e radiográficas:

- após 2 semanas

- após 4 semanas S+

- após 8 semanas

- após 12 semanas

- após 6 meses

- após 1 ano

- depois anualmente durante, pelo menos, 5 anos

Nota

- S^+ = remoção da tala.

Cura e patologia

Nas lesões por luxação, o trauma resulta frequentemente na rutura do fornecimento neurovascular na área do forame apical; numa fratura da raiz, o mesmo ocorre ao nível da fratura **(Andreasen 1989).**

A partir do momento do impacto, iniciam-se processos de cicatrização que tentam reparar ou regenerar os tecidos danificados, incluindo a polpa. Infelizmente, estas tentativas de cicatrização são muitas vezes infrutíferas, levando, em última análise, à necrose parcial ou total da polpa ou à reabsorção radicular **(Andreasen 1989).**

A maioria das luxações representa uma lesão combinada da polpa e do periodonto. No entanto, a patologia das lesões de luxação tem recebido pouca atenção. Atualmente, apenas algumas alterações específicas podem ser atribuídas ao ligamento periodontal após uma lesão por luxação, enquanto as alterações pulpares foram estudadas até certo ponto **(Andreasen 4ᵗʰ ed).**

Pasta de papel

A picnose nuclear das células pulpares e a desorganização da camada de odontoblastos são alterações observadas na polpa logo após o dano **(Shibue et al. 1998).** Talvez um suprimento vascular parcialmente cortado seja a causa do sangramento. No entanto, na maioria das vezes, há uma cessação total da circulação pulpar, o que causa isquemia, rutura das paredes das artérias, fuga de eritrócitos e, eventualmente, conversão da hemoglobina em resíduos granulares vermelhos que penetram no tecido pulpar e lhe conferem uma cor vermelha escarlate **(Stanley et al.1978).** Os restos de eritrócitos e as artérias sanguíneas com endotélio danificado ou ausente são também visíveis ultra-estruturalmente **(Cipriano & Walton 1986).**

Se a polpa sobreviver ou se revascularizar, podem ocorrer várias alterações regressivas, como a hialinização e a deposição de calcificações amorfas e difusas (**Andreasen et al. 2007**). A probabilidade de a polpa permanecer vital após um deslocamento severo do ápice é muito baixa (**Holan 1999**).

Ligamento periodontal

Quando ocorre uma lesão dentária por luxação na dentição primária, o processo de cicatrização começa imediatamente. Inicialmente, o ligamento periodontal danificado (PDL) sofre uma inflamação devido ao trauma. Esta inflamação estimula uma série de eventos celulares e bioquímicos que têm como objetivo repor o dente na sua posição original. Estudos sugerem que as células do PDL desempenham um papel vital no processo de recuperação, proliferando e diferenciando-se em osteoblastos ou fibroblastos, levando à reparação do tecido lesionado **(Andreasen et al. 2002).**

Assim, durante o processo de cicatrização, é crucial monitorizar de perto a PDL, uma vez que esta determina o prognóstico a longo prazo do dente lesionado. Uma investigação efectuada por Andersson et al. salientou que o alargamento persistente da PDL após seis meses pode ser um indicador de reabsorção radicular ou anquilose. A deteção destas potenciais complicações numa fase inicial permite aos profissionais de medicina dentária intervir prontamente, prevenindo danos adicionais nos dentes decíduos **(Andersson et al. 2002).**

Concussão

No caso de concussão, o impacto resultou em hemorragia e edema, o que torna o dente sensível a forças oclusais e a um teste de percussão. No entanto, a mobilidade anormal não está presente **(Andreasen & Andreasen 2007).** (Figura. 18)

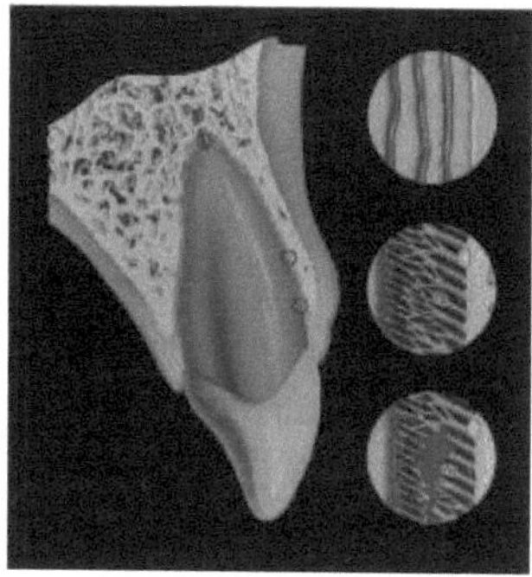

Figura.18: Mecanismo e patologia da lesão por concussão. Um impacto frontal leva a hemorragia e edema no periodonto (adotado de **Textbook and Color Atlas of Traumatic Injuries to the Teeth, 4th ed).**

Subluxação

No caso da subluxação, ocorre algum dano (rutura) nas fibras do ligamento periodontal, o que torna o dente móvel na direção horizontal e, por vezes, também com uma pequena componente na direção vertical **(Andreasen & Andreasen 2007). (Figura. 19)**

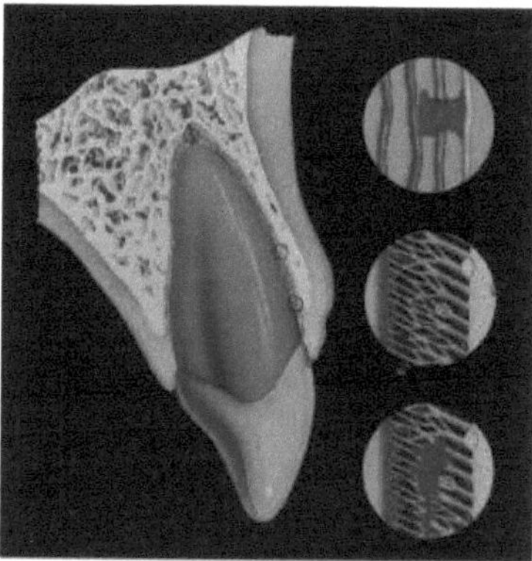

Figura.19: Mecanismo e patologia da lesão por subluxação. Se o impacto tiver maior força, as fibras do ligamento periodontal podem ser rompidas,

resultando no afrouxamento do dente lesado (adotado de **Textbook and Color Atlas of Traumatic Injuries to the Teeth, 4th ed).**

Luxação extrusiva

Nos casos de extrusão, há uma rutura completa do suprimento neurovascular para a polpa e o rompimento das fibras do ligamento periodontal, levando à extrusão. **(Andreasen & Andreasen 2007).** **(Figura. 20)**

Num estudo experimental em ratos, verificou-se que a resposta da polpa após a extrusão era a separação da camada de odontoblastos, especialmente na parte coronal da polpa; além disso, verificou-se hemorragia intersticial. Após 4 e 8 semanas, verificou-se a formação de dentina irregular (**Shibue et al. 1998).**

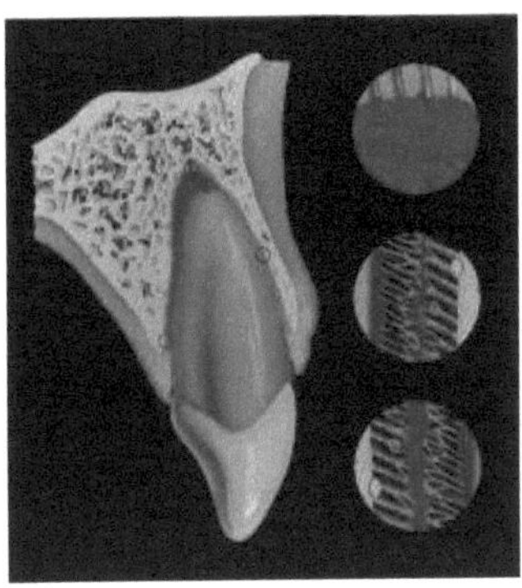

Figura.20: Patogénese da luxação extrusiva. Forças oblíquas deslocam o dente para fora do seu alvéolo. Somente as fibras gengivais palatinas impedem que o dente seja avulsionado. Tanto a PDL como o suprimento neurovascular para a polpa são rompidos (adotado de **Textbook and Color Atlas of Traumatic Injuries to the Teeth, 4th ed).**

Luxação intrusiva

Uma intrusão representa a lesão mais grave para a dentição através de danos à inserção gengival, contusão do ligamento periodontal e osso e danos à bainha epitelial radicular de Hertwig (no caso de dentes imaturos). Além disso, o deslocamento intrusivo do dente forçará as bactérias da placa bacteriana que cobre a coroa dentária para o local comprometido da ferida. Todos estes eventos, individualmente e combinados, têm o potencial de provocar complicações de cicatrização. Portanto, não é de se admirar que os dentes permanentes intruídos tenham um prognóstico muito grave a longo prazo **(Andreasen 2006)**. **(Figura. 21)**

No que diz respeito às alterações histopatológicas após a intrusão, existem apenas alguns estudos experimentais e foram efectuados estudos com ratos **(Miyashin et al. 1990)** e cães, ambos modelos que não são comparáveis a uma situação humana, devido a diferenças significativas na anatomia. Num estudo com cães, o reposicionamento cirúrgico foi comparado com a erupção espontânea. Foi afirmado que o reposicionamento cirúrgico mostrou uma cicatrização mais óptima, mas não foi apresentada qualquer análise histométrica **(Cunha et al. 1995)**.

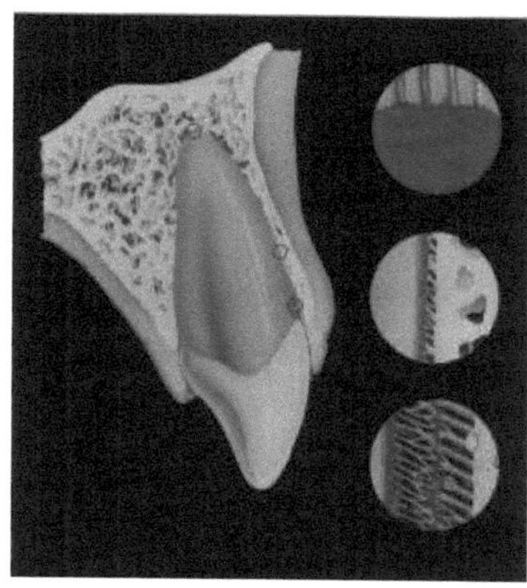

Fig.21: Patogénese da intrusão. O impacto axial leva a uma lesão extensa da polpa e do periodonto (adotado de **Textbook and Color Atlas of Traumatic Injuries to the Teeth, 4th ed).**

Luxação lateral

Trata-se de uma lesão complexa que envolve a rutura ou compressão das fibras do PDL, o corte do fornecimento neurovascular à polpa e a fratura da parede do alvéolo **(Andreasen et al. 2007). (Figura. 22)**

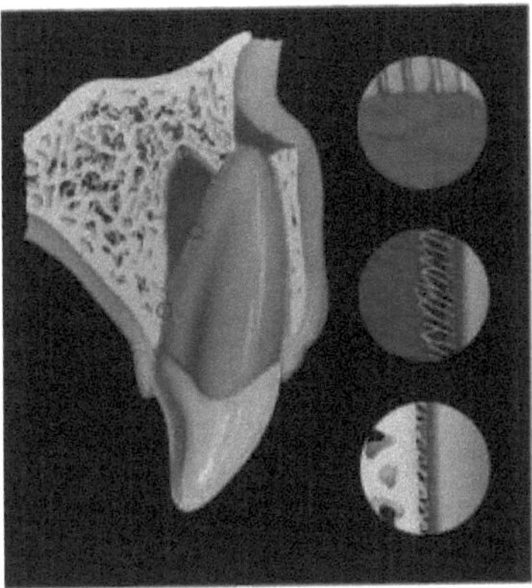

Figura.22: Patogénese da luxação lateral. Forças horizontais deslocam a coroa palatalmente e o ápice da raiz facialmente. Além da rutura da PDL e do suprimento neurovascular pulpar, observa-se a compressão da PDL no aspeto palatino da raiz (adotado de **Textbook and Color Atlas of Traumatic Injuries to the Teeth, 4th ed).**

Sequelas de lesões por luxação

As lesões dentárias traumáticas nos dentes decíduos podem causar complicações clínicas, incluindo alterações de cor, necrose pulpar, obliteração do canal pulpar, reabsorção radicular externa e reabsorção radicular interna **(Andreasen 2007).**

O impacto das lesões de luxação pode não se limitar apenas aos dentes decíduos, mas pode também ter efeitos adversos no desenvolvimento do botão dentário sucessivo, resultando em várias consequências desfavoráveis **(Goswami et al. 2020).**

As sequelas nos dentes sucedidos variam com uma elevada incidência de descoloração branca ou castanha-amarelada do esmalte (78%) e hipoplasia do esmalte (7,8%-28,3%). Verificou-se que a obliteração do canal pulpar (OPC) era a complicação mais prevalente na concussão, subluxação, luxação lateral e luxação intrusiva, com uma frequência de 8,6%, 23,2%, 43,3% e 38,9%, respetivamente. Ao passo que, nos casos com luxação extrusiva, a perda prematura de dentes é a mais prevalente, com 43,3% de hipóteses, seguida da PCO, com 39,8% de frequência **(Goswami et al.2020).**

A necrose pulpar é outra complicação associada a todos os subtipos de lesões por luxação, com frequência variando de 8,6% na concussão a 78,9% em dentes totalmente intruídos. A frequência de descoloração coronal do dente que sofreu trauma varia de 3,1% a 48%. Os resultados desfavoráveis do dente traumatizado não se limitam apenas aos dentes decíduos, mas podem causar danos permanentes aos sucessores subjacentes, levando a consequências como descoloração da coroa, hipoplasia do esmalte, dilacerações da coroa ou da raiz, sequestro do germe do dente permanente, distúrbios de erupção e até mesmo a não erupção dos dentes **(Goswami et al.2020).**

O estudo relatou que os defeitos hipoplásicos foram observados em 7,7% dos dentes sucessivos após a luxação dos seus homólogos primários. Eles ocorreram em 17,4% (4/23) das intrusões, 7,1% (7/99) das luxações laterais, 5,7% (2/35) das avulsões e nenhum (0/12) das extrusões. Embora a maior taxa de prevalência de intrusões não tenha sido estatisticamente significativa, taxas elevadas semelhantes (20%) foram relatadas anteriormente. Uma vez que as intrusões têm maior probabilidade de causar contacto entre a raiz do dente primário e o germe dentário em desenvolvimento durante o trauma, quando comparadas com avulsões, extrusões e luxações laterais **(Soporowski et al. 1994)**.

Nos três estudos sobre lesões por luxação, a probabilidade de resultados desfavoráveis em dentes decíduos com todos os subtipos de lesões por luxação foi estimada com um ano de acompanhamento como necrose pulpar (PN), obliteração do canal pulpar (PCO), perda prematura de dentes (PTL), reabsorção relacionada com reparação (RRR), reabsorção relacionada com anquilose (ARR) e reabsorção relacionada com infeção (IRR) **(Lauridsen 2017)**.

SEQUELAS DA CONCUSSÃO

Em um estudo retrospetivo e transversal realizado para traumatismos dentários na cidade de Maringá, estado do Paraná, na Universidade Estadual de Maringá entre janeiro de 2008 e dezembro de 2014, foram encontradas complicações pós-traumáticas em 73 dentes (50%), em que a necrose pulpar foi a mais comum **(Andreasen 1970)**. Luxações leves, como concussão e subluxação, apresentaram poucas complicações, corroborando estudos anteriores, e estudos revelaram que fraturas da coroa do dente concomitantes a essas luxações aumentam o risco de necrose pulpar **(Hermann et al. 2012)**.

Em 20,2% dos casos, foram observadas anomalias de desenvolvimento, tais como dilatação da coroa, deformações radiculares e coloração branca ou castanho-amarelada do esmalte, com ou sem hipoplasia, após lesão por luxação **(Da Silva Assunção 2009)**.

SEQUELAS DA SUBLUXAÇÃO

Na dentição decídua, lesões por luxação, como intrusão e subluxação, podem levar à anquilose. Os dentes anquilosados perdem a sua capacidade de erupção normal, afectando o desenvolvimento e o alinhamento da dentição permanente **(Oikarinen et al. 2005)**.

O estudo avaliou o tipo e o tempo de sequelas resultantes de lesões por intrusão e subluxação em dentes anteriores decíduos. Descobriram que, nos casos de subluxação, mais de 50% dos casos de descoloração da coroa, obliteração pulpar, fístula e reabsorção radicular interna surgiram no prazo de 6 meses. E entre as sequelas após a intrusão, as fístulas foram frequentemente observadas dentro de 3-6 meses após a lesão. A maioria dos casos de reabsorção radicular interna, descoloração da coroa e obliteração da polpa foi observada no período de 6 a 12 meses e de 1 a 2 anos **(Qassem et al. 2015)**.

SEQUELAS DE LESÕES INTRUSIVAS

Descoloração coronal, obliteração do canal pulpar, necrose pulpar, reabsorção interna, reabsorção radicular patológica ou falta de reerupção devido a anquilose, e reerupção espontânea de volta à sua posição original ou de forma ectópica são as sequelas de um dente primário intruído **(Borum & Andreasen 1998)**.

A descoloração coronal, a descoloração cinzenta, a descoloração amarela, a necrose pulpar, a reabsorção radicular externa patológica, a formação de abcessos ou celulite, o insucesso da reerupção e a anquilose foram os resultados da intrusão do incisivo primário **(Diab 2000)**.

O estudo mostrou que de 26 pacientes (19 homens, 7 mulheres) que representavam 31 incisivos superiores permanentes em crianças e adolescentes. Foi relatada uma menor frequência de necrose pulpar (45%), na qual a maioria dos dentes (58%) apresentava ápice aberto, o que é consistente com os achados deste estudo que observou uma frequência de 33% em dentes com luxação intrusiva **(Humphrey et al. 2003)**.

As consequências pós-traumáticas da intrusão nos sucessores apresentam-se como 50% dos sucessores têm distúrbios de desenvolvimento, tais como hipoplasia do esmalte em 28,3%, dilacerações em 16,7% e erupção ectópica em 6,7% dos dentes **(Altun 2009)**.

As consequências associadas às lesões por intrusão total e parcial nos dentes decíduos anteriores, bem como uma estimativa das variáveis de risco para as disrupções observadas nos dentes que se seguem, em resultado de traumatismos em dentes anteriores, individualmente em ambas as situações **(Carvalho 2010)**.

As lesões de intrusão estão particularmente associadas a uma reabsorção radicular grave, afectando a estabilidade e a longevidade do dente afetado. A reabsorção radicular refere-se à perda progressiva da estrutura da raiz do dente, que pode ocorrer como consequência de lesões por luxação. A reabsorção da raiz, interna ou externa, é outra consequência comum a longo prazo das lesões dentárias por luxação. A reabsorção interna ocorre dentro da câmara pulpar ou do canal radicular, enquanto a reabsorção externa afecta a superfície da raiz **(Andreasen et al. 2012)**.

Os dentes intruídos também apresentaram uma baixa frequência de reabsorção radicular inflamatória (11%) e nenhuma reabsorção de substituição. No geral, 4 dentes (44%) apresentaram sequelas pós-trauma e 5 dentes (56%) não apresentaram sequelas. Essa baixa frequência de complicações em relação aos dentes intruídos pode estar relacionada ao ápice aberto no momento do trauma **(Yamashita et al. 2017)**.

Em 10-15% dos dentes decíduos com lesões de luxação exibem reabsorção radicular. Se não for tratada, a reabsorção radicular extensa pode levar à mobilidade do dente e, eventualmente, à sua perda. A reabsorção radicular externa, causada por danos ao ligamento periodontal, é o tipo mais prevalente associado a lesões por luxação **(Andersson et al. 2016)**.

O estudo apresentou evidências de uma conexão entre lesões por luxação e padrões de erupção alterados. As lesões por luxação podem perturbar os padrões normais de erupção dos dentes permanentes, levando a uma erupção atrasada ou ectópica. A posição alterada de um dente decíduo devido à luxação pode impedir a via normal de erupção do dente sucessor permanente. Isso pode resultar em distúrbios oclusais, más oclusões e subsequente necessidade de tratamento ortodôntico **(Andreasen & Ravn 2017)**.

SEQUELAS DE LESÕES EXTRUSIVAS

As complicações dependem de factores como a gravidade da lesão, a fase de desenvolvimento da raiz e a presença de uma elevada carga bacteriana oral **(Andreasen & Andreasen 1985)**. As complicações pulpares e periodontais são mais frequentes em dentes com raízes totalmente formadas do que em dentes com ápice aberto e, como podem surgir semanas, meses ou anos após o trauma, é essencial um acompanhamento a longo prazo.

Um estudo de Andreasen et al. demonstrou que lesões extrusivas podem causar necrose pulpar e subsequente reabsorção radicular em dentes decíduos.

A obliteração do canal pulpar (PCO) e a necrose pulpar (PN) são as consequências mais frequentes da luxação extrusiva, enquanto a reabsorção radicular (RR) é menos frequente **(Andreasen et al. 1987).**

SEQUELAS DE LUXAÇÃO LATERAL

Em um estudo clínico, de 47 dentes permanentes luxados lateralmente, 19 dentes (51,4%) apresentaram sobrevivência pulpar (sem sinais ou sintomas clínicos ou radiográficos), 9 dentes (24,3%) apresentaram calcificação do canal pulpar e necrose pulpar foi observada em outros 9 dentes (24,3%), no primeiro ano após o trauma. Assim, o estudo concluiu que as luxações laterais e extrusivas apresentaram um melhor prognóstico do que as luxações mais severas, mas com poucos casos de reabsorção radicular **(Ferrazzini Pozzi et al. 2008).**

Prognóstico das lesões por luxação

A raiz do germe do dente decíduo e do dente permanente está muito próxima, portanto, as complicações a longo prazo dos TDIs, como a infeção dos dentes decíduos, também podem danificar os dentes sucessivos em desenvolvimento. O prognóstico dos dentes decíduos danificados e a probabilidade de outros problemas devem, portanto, ser avaliados para decidir o melhor curso de ação, que pode envolver a preservação ou a extração **(Lauridsen et al. 2017)**.

Prognóstico das lesões de luxação por concussão:

As lesões de luxação por concussão envolvem a deslocação ou o afrouxamento dos dentes decíduos devido a um traumatismo, sem qualquer mobilidade ou deslocação do dente dentro do seu alvéolo. Neste caso, o prognóstico é frequentemente bom, com a maioria dos dentes a recuperar espontaneamente as suas posições naturais num curto espaço de tempo. Mas é importante pensar nos possíveis efeitos secundários e nos efeitos a longo prazo nos dentes impactados.

Um estudo mostrou que, ao longo do tempo, a reabsorção radicular pode ocorrer em 15-20% dos dentes decíduos que sofreram concussão. Embora tipicamente leve e autolimitada, os dentistas devem monitorizar regularmente os dentes que sofrem este tipo de reabsorção para evitar potenciais complicações **(Diangelis et al. 2013)**.

Eles destacaram que o monitoramento da vitalidade pulpar após o trauma é crucial, pois 10-15% dos dentes concussionados podem mostrar sinais de necrose pulpar tardia. O acompanhamento regular, incluindo testes pulpares, fornece informações valiosas para a deteção precoce e a gestão adequada de pulpite irreversível ou necrose pulpar **(Andreasen & Andreasen 2018)**.

Prognóstico das lesões por subluxação:

De acordo com o Textbook of traumatic injuries to the teeth (5ª edição),

- Necrose da polpa: risco muito limitado.

- Reabsorção radicular: Risco limitado de reabsorção da superfície.

O estudo examinou os efeitos a longo prazo das lesões de subluxação na dentição primária. O estudo monitorizou um grupo de jovens com lesões de subluxação e avaliou aspectos como a vitalidade da polpa, o desenvolvimento da raiz e a reabsorção dentária durante um período de 5 anos. Os resultados mostraram que a maioria dos dentes com lesões de subluxação mantiveram a vitalidade da polpa e só raramente sofreram efeitos secundários menores, como inflamação temporária ou obliteração do canal pulpar. Além disso, a investigação mostrou que o desenvolvimento da raiz prosseguiu normalmente, sugerindo que as lesões por subluxação tinham um prognóstico favorável a longo prazo **(Andreasen et al. 2009)**.

O estudo mostrou várias opções de tratamento e considerações para lesões de subluxação. Para melhorar o prognóstico, foi enfatizada a importância do reposicionamento imediato dos dentes deslocados. Descobriu-se que a imobilização, quando necessária, ajuda a estabilizar os dentes e a estimular a cicatrização adequada. Além disso, o artigo enfatizou a importância de consultas regulares de acompanhamento para monitorar os efeitos a longo prazo e garantir resultados favoráveis **(Ardekian et al. 2014)**.

Prognóstico das lesões por luxação extrusiva:

A obliteração do canal pulpar (PCO) e a necrose pulpar (PN) são as consequências mais frequentes da luxação extrusiva, enquanto a reabsorção radicular (RR) é menos frequente **(Andreasen et al. 1987)**.

O estudo salientou que o reimplante tardio ou a falta de tratamento imediato conduz a resultados desfavoráveis. Além disso, a idade do doente na altura da lesão também pode ter impacto no prognóstico. As crianças mais jovens apresentam frequentemente melhores respostas de cicatrização devido à presença de um PDL mais ativo, resultando numa maior probabilidade de resultados positivos **(Borumandi & Andreasen 2015)**.

Prognóstico das lesões por luxação intrusiva:

Num estudo de coorte retrospetivo, foram avaliadas as taxas de re-erupção e a ocorrência de sequelas em dentes decíduos intruídos, de acordo com o grau de intrusão. Com este estudo, procurou-se saber mais sobre a influência do nível de intrusão no prognóstico dos dentes afectados e dos sucessores permanentes. Os resultados mostraram que a maioria dos dentes decíduos intruídos reerupcionou espontaneamente, e o grau de intrusão foi associado a um pior prognóstico **(Silva et al. 2021)**.

Foi efectuado um estudo retrospetivo para avaliar o prognóstico a longo prazo das lesões de luxação intrusiva na dentição primária. O estudo acompanhou os pacientes durante uma média de 5 anos após a lesão. Eles descobriram que o reposicionamento precoce, o tratamento do canal radicular, se necessário, e o acompanhamento adequado resultaram em uma alta taxa de sobrevivência para dentes decíduos intruídos. No entanto, os casos com reabsorção radicular grave mostraram um baixo sucesso **(Johnson et al. 2018)**.

Prognóstico das lesões por luxação lateral:

Foram efectuados dois estudos clínicos que combinaram luxações laterais com outros tipos de lesões de luxação, o que confundiu os seus resultados. Como a incidência de luxações laterais atinge o seu pico entre os 8 e os 12 anos nas crianças e se estende até à adolescência, estas lesões podem ser ainda mais complicadas pelo desenvolvimento oclusal. Como resultado, a anquilose e a infra-oclusão representam complicações específicas para as populações pré-adolescente e adolescente **(Nikoui et al. 2003)**.

Uma revisão sistemática mostrou que quando um dente se desloca para fora da sua posição axial, chama-se uma lesão de luxação lateral, e está frequentemente associada a uma fratura do osso alveolar. Pode ocorrer obliteração do canal pupilar ou necrose pulpar, mesmo que o dente não seja perdido de imediato. Como resultado, a complicação mais frequente relatada em dentes maduros com luxação lateral foi a necrose pulpar (44,2%). Achados menos frequentes incluíram reabsorção superficial (14,0%), reabsorção inflamatória (8,5%), obliteração do canal pulpar (8,1%) e reabsorção de substituição (0,9%) **(Clark & Levin 2019)**.

Num estudo, os pacientes que apresentavam luxação lateral de dentes permanentes durante 2001-2002 foram incluídos num estudo clínico. Os dentes luxados lateralmente foram reposicionados e imobilizados com uma tala de resina composta durante 4 semanas. O tratamento imediato (profilático) do canal radicular foi realizado em dentes com luxação severa e com ápices radiograficamente fechados. Todos os pacientes receberam tetraciclina durante 10 dias. Foram efectuados reexames após 1, 2, 3, 6, 12 e 48 meses. Os resultados mostraram que os dentes permanentes luxados lateralmente com formação incompleta da raiz têm um bom prognóstico. A complicação mais frequente foi a necrose pulpar, que só foi observada em dentes com ápices fechados **(Pozzi et al. 2008)**.

Conclusão

Nos três estudos estimou-se a probabilidade de resultados desfavoráveis em dentes decíduos com todos os subtipos de lesões de luxação com um ano de seguimento, necrose pulpar (PN), obliteração do canal pulpar (PCO), perda prematura de dentes (PTL), reabsorção relacionada com a reparação (RRR), reabsorção relacionada com a anquilose (ARR) e reabsorção relacionada com a infeção (IRR) **(Lauridsen 2017)**.

Os sinais mais comuns de um incisivo primário intruso: necrose pulpar, reabsorção radicular externa patológica, formação de abcesso ou celulite, falha de reerupção, descoloração coronal, descoloração cinzenta, descoloração amarela e anquiloses **(Diab 2000)**.

As consequências pós-traumáticas da intrusão nos sucessores, uma vez que 50% dos sucessores apresentam perturbações do desenvolvimento, como hipoplasia do esmalte em 28,3%, dilacerações em 16,7% e erupção ectópica em 6,7% dos dentes **(Altun 2009)**.

Distúrbios de desenvolvimento após lesão por luxação em 20,2% de todos os casos, como descoloração branca ou castanho-amarelada do esmalte com ou sem hipoplasia, dilacerações da coroa e malformações radiculares **(Da Silva Assunção 2009)**.

As sequelas associadas a lesões por intrusão total e parcial de dentes anteriores decíduos e também estimou os factores de risco de distúrbios observados em dentes sucessores devido a trauma no seu antecessor separadamente em ambas as condições **(Carvalho 2010)**.

O estudo avaliou o tempo das sequelas resultantes das lesões de intrusão e subluxação em dentes anteriores decíduos. Eles descobriram que, nos casos de subluxação, mais de 50% dos casos de descoloração da coroa, obliteração pulpar, fístula e reabsorção radicular interna ocorreram dentro de 6 meses. E entre as sequelas após a intrusão, as fístulas foram frequentes dentro de 3-6 meses após a lesão. A maioria dos casos de reabsorção radicular interna, descoloração da coroa e obliteração da polpa foi observada nos períodos de 6 a 12 meses e de 1 a 2 anos **(Qassem et al. 2015)**.

Resumo

Os taumas dentários são uma ocorrência comum entre as crianças, resultando frequentemente de vários acidentes ou actividades desportivas. Trata-se geralmente de uma situação súbita e inesperada que requer cuidados de emergência.

Um desses traumatismos dentários é a luxação dentária, que se refere à deslocação de um dente da sua posição correcta dentro do osso alveolar. Estas lesões podem resultar de uma variedade de incidentes, como quedas, colisões durante a prática desportiva ou ferimentos na face ou na boca. Podem afetar tanto a dentição primária (bebé) como a permanente (adulto). Os tipos de lesões por luxação dentária incluem concussão, subluxação, luxação extrusiva, luxação lateral e luxação intrusiva. Cada tipo tem características distintas, que vão desde uma deslocação ligeira até à deslocação completa do dente.

Um exame clínico minucioso é essencial para identificar e avaliar com exatidão o grau da lesão, tal como a utilização de técnicas de imagiologia radiográfica, tais como radiografias panorâmicas ou periapicais. A intervenção imediata é crucial para garantir o melhor resultado possível. A abordagem de tratamento das lesões por luxação dentária varia consoante o tipo e a gravidade da lesão. Pode envolver o reposicionamento do dente, imobilização, tratamento do canal radicular ou, em casos graves, extração

Podem ter impactos imediatos e a longo prazo na saúde oral de uma criança. Imediatamente após a lesão, a criança pode sentir dor, inchaço, hemorragia, dificuldade em comer e dificuldades na fala. Estes efeitos imediatos podem levar a um sofrimento psicológico e a uma diminuição da qualidade de vida. Além disso, se não forem corretamente tratadas, estas lesões podem ter consequências a longo prazo. Estas podem incluir reabsorção radicular, perda da vitalidade do dente, aumento do risco de infeção, má oclusão e até perturbações na erupção dos dentes permanentes.

A prevenção é sempre a melhor abordagem para evitar lesões por luxação dentária em crianças. Assegurar a utilização de protectores bucais durante as actividades desportivas, educar as crianças sobre os potenciais perigos e garantir um ambiente seguro. Em caso de lesão, são essenciais cuidados médicos imediatos e um tratamento adequado. Uma intervenção atempada, como o reposicionamento do dente e a colocação de uma tala, pode melhorar significativamente as hipóteses de preservar a vitalidade do dente e prevenir complicações a longo prazo.

Bibliografia

1. Alkhalifa JD, AlAzemi A. Luxação intrusiva de dentes permanentes: uma revisão sistemática dos factores importantes para a tomada de decisões de tratamento. Dent Traumatol. 2014;30:169-75.

2. Agouropoulos A, Pavlou N, Kotsanti M, Gourtsogianni S, Tzanetakis G, Gizani S (2021) Um relatório de dados de 5 anos de lesões dentárias traumáticas em crianças e adolescentes de um grande centro de trauma dentário na Grécia. Dent Traumatol 37:631-638.

3. Altun C, Cehreli ZC, Güven G, Acikel C. Intrusão traumática de dentes decíduos e seus efeitos sobre os sucessores permanentes: um estudo de acompanhamento clínico. *Oral Surg Oral Med Oral Pathol Oral Radiol Endod.* 2009; 107:493-8.

4. Alencar MN, Lopez ABT, da Silva Neto UX, Kowalczuck A, Carneiro E, Westphalen VPD. Tratamento da Intrusão Dentária e Luxação Lateral: Relato de caso com 10 anos de acompanhamento. Iran Endod J. 2019 Winter;14(1):93-95. doi: 10.22037/iej.v14i1.22623. PMID: 36879590; PMCID: PMC9984819.

5. Assunção L.R., Ferelle A., Iwakura M.L., Nascimento L.S., Cunha R.F. Lesões por luxação em dentes decíduos: um estudo retrospetivo em crianças atendidas em um serviço de emergência. Braz Oral Res. 2011;25(2):150-156.

6. Andreasen FM. Cicatrização pulpar após lesões de luxação e fratura radicular na dentição permanente. Endod Dent Traumatol 1989;5: 111-131

7. Andreasen JO, Andreasen FM, Andersson L: Textbook and Color Atlas of Traumatic Injuries to the Teeth, 4ª ed. Blackwell Munksgaard, Copenhaga, 516-538, 2007.

8.   Andreasen JO, Andreasen FM, Skeie A, et al. Relação entre trauma e erupção dentária. Dent Traumatol. 2011;27(4):251-264.

9.   Andersson, Lars (2013). *Epidemiologia das lesões dentárias traumáticas. Journal of Endodontics, 39(3), S2-S5.* doi:10.1016/j.joen.2012.11.021

10.   Andreasen, J. O., & Andreasen, F. M. (2018). Concussão. Em Traumatic Dental Injuries (pp. 283-298). John Wiley & Sons.

11.   Andreasen FM, Andreasen JO, Tsukiboshi M, Cohenca N. Exame e diagnóstico de traumatismos dentários. In: Andreasen JO, Andreasen FM, Andersson L, editores. Textbook and color atlas of traumatic injuries to the teeth, 5th edn. Copenhaga, Dinamarca: Wiley Blackwell; 2019. p. 295-326.

12.   Associação Americana de Endodontistas. Glossário de termos endodônticos. 8ª edição. Acedido em setembro de 2015.

13.   Alsarheed M, Bedi R, Hunt NP. Dentes permanentes traumatizados em crianças de 11-16 anos da Arábia Saudita com deficiência sensorial que frequentam escolas especiais. Dent Traumatol 2003;19:123-5.

14.   Bastone, E. B. , Freer, T. J. , & McNamara, J. R. (2000). Epidemiologia do traumatismo dentário: A review of the literature. *Australian Dental Journal*, 45(1), 2-9.

15.   Belmonte FM, Macedo CR, Day PF, Saconato H, Fernandes Moça Trevisani V. Intervenções para o tratamento de dentes anteriores permanentes traumatizados: dentes luxados (deslocados). Cochrane Database Syst Rev. 2013 Apr 30;2013(4):CD006203.

16.   Borum MK, Andreasen JO. Therapeutic and economic implications of traumatic dental injuries in Denmark: an estimate based on 7549 patients treated at a major trauma centre. Int J Paediatr Dent. 2001

Jul;11(4):249-58. doi: 10.1046/j.1365-263x.2001.00277.x. PMID: 11570440.

17. Bendo CB, Paiva SM, Oliveira AC, Goursand D, Torres CS, Pordeus IA, Vale MP. Prevalência e fatores associados aos traumatismos dentários em escolares brasileiros. J Public Health Dent. 2010 Fall;70(4):313-8.

18. Bijella M.F.T. Ocorrência de traumatismo de incisivos decíduos em crianças brasileiras: Um levantamento casa a casa. *J. Dent. Criança.* 1990;57:424-427.

19. Bessermann K. Frequência de lesões maxilo-faciais numa população hospitalar de pacientes com epilepsia. Bull Nord Soc Dent Handicap 1978;5:2-26.

20. Bourguignon C, Cohenca N, Lauridsen E, Flores MT, O'Connell AC, Day PF, Tsilingaridis G, Abbott PV, Fouad AF, Hicks L, Andreasen JO, Cehreli ZC, Harlamb S, Kahler B, Oginni A, Semper M, Levin L. International Association of Dental Traumatology guidelines for the management of traumatic dental injuries: 1. Fracturas e luxações. Dent Traumatol. 2020 Aug;36(4):314-330.

21. Carvalho V., Jacomo D.R., Campos V. Freqüência de luxação intrusiva em dentes decíduos e seus efeitos. Dent Traumatol. 2010;26(4):304-307.

22. <u>Cehreli</u> ZC, Sara S, Aksoy B.J Can Dent Assoc 2012;78:c4

23. Clark D, Levin L. Prognóstico e complicações de dentes maduros após luxação lateral: Uma revisão sistemática. J Am Dent Assoc. 2019 Ago; 150 (8): 649-655. doi: 10.1016 / j.adaj.2019.03.001. Epub 2019 Jun 5. PMID: 31176453

24. Cavalleri Z, Zerman N. Fracturas traumáticas da coroa em incisivos permanentes com raízes imaturas: um estudo de acompanhamento. Endod Dent Traumatol. 1995;11:294-6.

25. Crona-Larsson G, Noren JG. Lesões por luxação em dentes permanentes - um estudo retrospetivo dos factores etiológicos. Endod Dent Traumatol 1989; 5: 176-179.

26. Crespi P.V. Lesões intrusivas na dentição. NY State Dent. J. 1992;62:35-38.

27. Cipriano TJ; Walton RE, (1986). A polpa de infarto isquémico de dentes traumatizados: Um estudo de microscopia de luz e eletrónica, 2(5), 196-204.

28. Day P, Flores MT, O'Connell A, et al. Directrizes da Associação Internacional de Traumatologia Dentária para a gestão de lesões dentárias traumáticas: 3. Lesões na dentição primária. *Dent Traumatol.* 2020;36:343-359.

29. Da Silva, T.A. , Batista, A.C. , Mendonça, E.F. , Leles, C.R. , Fukada, S. & Cunha, F.Q. (2008) Expressão comparativa de RANK, RANKL e OPG em tumores odontogénicos queratocísticos, ameloblastomas e quistos dentígeros. *Oral Surgery, Oral Medicine, Oral Pathology, Oral Radiology and Endodontology*, 105, 333-341.

30. Di Giorgio G, Zumbo G, Saccucci M, Luzzi V, Ierardo G, Biagi R, Bossù M. Fratura radicular e luxação extrusiva em dentes decíduos e sua gestão: Um relato de caso. Dent J (Basileia). 2021 Sep 11;9(9):107. doi: 10.3390/dj9090107. PMID: 34562981; PMCID: PMC8471370

31. Diangelis, A. J., Andreasen, J. O., Ebeleseder, K. A., Kenny, D. J., Trope, M., Sigurdsson, A., & Andersson, L. (2013). Diretrizes para o manejo de lesões dentárias traumáticas: 1. Fracturas e luxações de dentes permanentes. Odontopediatria, 35(5E), 161-163.

32. Dua R., Sharma S. Prevalence, causes, and correlates of traumatic dental injuries among seven-to-twelve-year-old school children in

Dera Bassi. *Contemporary Clinical Dentistry*. 2012;3(1):38-41. doi: 10.4103/ 0976-237x.94544.

33. Diab M., elBadrawy H.E. Lesões por intrusão dos incisivos primários. Parte I: revisão e tratamento. Quintessence Int. 2000 maio;31(5):327-334.

34. Elleray E, Brizuela M, Pepper T. Trauma na Dentição Primária. [Atualizado em 2023 Jun 1]. In:StatPearls [Internet]. Treasure Island (FL): StatPearls Publishing; 2024.

35. Elbay Ü S, Elbay M, Kaya E, Sinanoglu A. Tratamento de um dente intruído e de um dente adjacente com reabsorção externa como complicação tardia de um traumatismo dentário: seguimento de três anos. Case Rep Dent. 2015;2015:741687.

36. Flores MT. Lesões traumáticas na dentição decídua. Dent Traumatol. 2002;18:287-98.

37. Flores MT, Onetto JE. Como o trauma orofacial em crianças afeta o desenvolvimento da dentição? Tratamento a longo prazo e complicações associadas. Dent Traumatol. 2019;35:312-23.

38. Flores, Marie & Malmgren, Barbro & Andersson, Lars & Andreasen, Jens & Bakland, Leif & Barnett, Frederic & Bourguignon, Cecilia & Diangelis, Anthony & Hicks, M. & Sigurdsson, Asgeir & Trope, Martin & Tsukiboshi, Mitsuhiro & von Arx, Thomas. (2007). Directrizes para a gestão de lesões dentárias traumáticas. III. Dentes primários. Traumatologia dentária: publicação oficial da Associação Internacional de Traumatologia Dentária. 23. 196-202.

39. Ferrazzini Pozzi EC, von Arx T. Cicatrização pulpar e periodontal de dentes permanentes luxados lateralmente: resultados após 4 anos. Dent Traumatol. 2008 Dec;24(6):658-62.

40. Fried, Irwin et al. "Lesões por subluxação dos dentes anteriores primários superiores: epidemiologia e prognóstico de 207 dentes traumatizados." *Odontopediatria* 18 2 (1996): 145-51.

41. Ferguson F.S., Ripa L.W. Prevalência e tipo de lesões traumáticas nos dentes anteriores de crianças em idade pré-escolar. *J. Pedod.* 1979;3:3-8.

42. Fakhruddin K.S., Lawrence H.P., Kenny D.J., Locker D. Impact of treated and untreated dental injuries on the quality of life of Ontario school children. *Dent. Traumatol.* 2008;24(3):309-313. doi: 10.1111/j. 1600-9657.2007.00547.x.

43. Glendor U, Halling A, Andersson L, Eilert-Petersson E. Incidência de lesões dentárias traumáticas em crianças e adolescentes no condado de Vastmanland, Suécia. *Swed Dent J* 1996; **20**: 15-28.

44. Goettems, M. L. , Azevedo, M. S. , Correa, M. B. , da Costa, C. T. , Wendt, F. P. , Schuch, H. S. , ... Torriani, D. D. (2012). Ocorrência de traumatismos dentários e características oclusais em pré-escolares brasileiros. *Odontopediatria*, 34, 104-107.

45. Grossman L. Endodontic Practice, 11th edn. Philadelphia, PA: Lea & Febiger, 1988

46. Goswami M, Rahman B, Singh S. Outcomes of luxation injuries to primary teeth - uma revisão sistemática. J Oral Biol Craniofac Res. 2020 Abr-Jun;10(2):227-232.

47. Holan G, Peretz B, Efrat J, Shapira Y. Lesões traumáticas dos dentes em indivíduos jovens com paralisia cerebral. Dent Traumatol. 2005;21:65-9.

48. Heloisa Grehs Silva;Vanessa Polina Pereira Costa;Marília Leão Goettems; (2021). Prognóstico de dentes decíduos após luxação intrusiva de acordo com o grau de intrusão: Um estudo de coorte retrospetivo. Traumatologia Dentária

49. Hermann N. V., Lauridsen E., Ahrensburg S. S., Gerds T. A., Andreasen J. O. Complicações da cicatrização periodontal após luxação extrusiva e lateral na dentição permanente: um estudo de coorte longitudinal. *Dental Traumatology.* 2012; 28(5):394-402.

50. Jeyashree T, Gurunathan D, Padmapriya S. Associação entre má oclusão e traumatismo em crianças: Um estudo retrospetivo. J Adv Pharm Technol Res. 2022 Nov; 13 (Suppl 1): S212-S216. doi: 10.4103 / japtr.japtr_132_22. Epub 2022 Nov 30. PMID: 36643143; PMCID: PMC9836122.

51. Janice M. Humphrey; David J. Kenny; Edward J. Barrett (2003). Resultados clínicos das luxações de incisivos permanentes numa população pediátrica. I. Intrusões. , 19(5), 266-273. doi:10.1034/j.1600-9657.2003.00207.

52. Kahler, B., Hu, J.-Y., Marriot-Smith, C. e Heithersay, G. (2016), Splinting de dentes após trauma: uma revisão e uma nova recomendação de splinting. Aust Dent J, 61: 59-73.

53. Kallel I, Lagha M, Moussaoui E, Douki N. Luxação lateral: A reabsorção radicular é uma complicação inevitável? Clin Case Rep. 2022;10:e 05880

54. Kour T, Goyal V, Goyal P, Shaveta , Misgar BA, Sharma D. Management of Traumatically Injured Primary Teeth: Uma Revisão da Literatura e Atualização Recente. IJCPD 2021;17:191-200.

55. Leketas, M. J., Salaris, L., & Leketas, C. (2017). Mordida aberta anterior como fator predisponente de lesões de luxação dentária em crianças. Medical Science Monitor, 23, 3079-3087.

56. Leketas, M. J., Leketas, C., & Salaris, L. (2019). O papel dos factores oclusais nas lesões dentárias na dentição primária. Journal of Dentistry for Children, 86(1), 38-43.

57. Lauridsen E., Blanche P., Amaloo C., Andreasen J.O. The risk of healing complications in primary teeth with concussion or subluxation injury-A retrospective cohort study. Dent Traumatol. 2017;33(5):337-344.

58. Lam, R. (2016), Epidemiologia e resultados de lesões dentárias traumáticas: uma revisão da literatura. Aust Dent J, 61: 4-20.

59. Lin S, Pilosof N, Karawani M, Wigler R, Kaufman AY, Teich ST. Ocorrência e momento das complicações após lesões dentárias traumáticas: Um estudo retrospetivo num departamento de traumatologia dentária. J Clin Exp Dent. 2016 Oct 1;8(4):e429-e436.

60. Malmgren B, Andreasen JO, Flores MT, Robertson A, DiAngelis AJ, Andersson L, Cavalleri G, Cohenca N, Day P, Hicks ML, Malmgren O, Moule AJ, Onetto J, Tsukiboshi M; Associação Internacional de Traumatologia Dentária. International Association of Dental Traumatology guidelines for the management of traumatic dental injuries (Directrizes da Associação Internacional de Traumatologia Dentária para a gestão de lesões dentárias traumáticas): 3. Lesões na dentição primária. Dent Traumatol. 2012 Jun;28(3):174-82.

61. Marcenes W, Alessi ON, Traebert J. Causas e prevalência de lesões traumáticas nos incisivos permanentes de escolares com 12 anos de idade em Jaraguá do Sul. Brasil Int Dent J 2000;50:87- 92.

62. Martins WD, Westphalen VP, Perin CP, Da Silva Neto UX, Westphalen FH. Tratamento da luxação extrusiva por reimplante intencional. Int J Paediatr Dent. 2007 Mar;17(2):134-8.

63. Nikoui M, Kenny DJ, Barrett EJ. Resultados clínicos das luxações dos incisivos permanentes numa população pediátrica. III. Luxações laterais. Dent Traumatol. 2003;19(5):280-285.

64. Oikarinen KS, Nieminen MT, Salonen-Kemppi M, et al. (2018). Resultados a longo prazo de lesões de luxação em dentes decíduos - Um estudo retrospetivo. Dental Traumatology, 34(5): 366-373.

65. Oginni AO, Adekoya-Sofowora CA. Sequelas pulpares após traumatismo nos dentes anteriores em pacientes dentários adultos nigerianos. BMC Saúde Oral. 2007 Aug 31;7:11. doi: 10.1186/1472-6831-7-11.

66. Patidar D, Sogi S, Patidar DC, et al. Traumatic Dental Injuries in Pediatric Patients: Uma Análise Retrospetiva. Int J Clin Pediatr Dent 2021;14(4):506-511.

67. Petersson EE, Andersson L, Sorensen S. Traumatic oral vs non-oral injuries. Swed Dent J 1997

68. Othman, S. A., Al-Khatieeb, M. M., & Al-Subaie, A. A. (2015). Prevalência de mordida aberta anterior e seus fatores relacionados entre crianças pré-escolares sauditas em Riade, Arábia Saudita. Journal of Clinical Pediatric Dentistry, 39(4), 323-328.

69. Qassem A., Martins Nda M., da Costa V.P., Torriani D.D., Pappen F.G. Acompanhamento clínico e radiográfico a longo prazo de dentes anteriores decíduos superiores subluxados e intruídos. Dent Traumatol. 2015;31(1):57-61.

70. Ranka M, Dhaliwal H, Albadri S, Brown C. Trauma na dentição decídua e suas sequelas. Dent Update. 2013 Sep;40(7):534-6, 539-40, 542.

71. Rovira-Wilde A, Longridge N, McKernon S. Gestão de intrusão traumática grave na dentição permanente. BMJ Case Rep. 2021 Mar 5;14(3):e235676. doi: 10.1136/bcr-2020-235676. PMID: 33674288; PMCID: PMC7939001.

72. Ravn JJ. Lesões dentárias em crianças em idade escolar de Copenhaga, anos lectivos 1967-1972. Community Dent Oral Epidemiol 1974; 2: 231-245.

73. Ritwik P, Massey C, Hagan J. Epidemiologia e resultados de casos de traumatismo dentário de um serviço de urgência pediátrico urbano. Dent Traumatol; 31: 97-102. 2015.

74. Skaare AB, Jacobsen I. Lesões dentárias primárias em crianças norueguesas (1-8 anos). Dent Traumatol. 2005 Dec;21(6):315-9. doi: 10.1111/j.1600-9657.2005.00362.x. PMID: 16262615.

75. Subtelny JD, Sakuda M. Mordida aberta. Am J Orthod. 1964;60:337-358.

76. Shubham S, Nepal M, Mishra R, Kandel L, Gautam N. Prevalência de lesões dentárias traumáticas num hospital de cuidados terciários: Um estudo transversal descritivo. JNMA J Nepal Med Assoc. 2021 Jan 31;59(233):31-34. doi: 10.31729/jnma.5556. PMID: 34508455; PMCID: PMC7893400.

77. Shetty P, Hegde S, Chelkar S, Chaturvedi R, Pochhi S, Shrivastava A, Asif Raza S, 2023. Capítulo de Perspetiva: Trauma de Oclusão - Directrizes Práticas de Gestão. IntechOpen. doi: 10.5772/intechopen.105960

78. Sigurdsson A, Bourguignon C. Lesões traumáticas em desportistas. Gen Dent. 2015 Nov-Dez;63(6):24-9. PMID: 26545271.

79. Soporowski NJ, Allred EN, Needleman HL. Lesões por luxação de dentes anteriores decíduos - prognóstico e correlações relacionadas. Pediatr Dent. 1994 Mar-Abr; 16(2):96-101. PMID: 8015964

80. Spinas E, Deias M, Mameli A, Giannetti L. Obliteração do canal pulpar após luxação extrusiva e lateral em dentes permanentes jovens: A scoping review. Eur J Paediatr Dent. 2021; 22(1):55-60.

81. Sübay RM, Kayataş M, Caniklioğlu C (2007). Atraso na gestão multidisciplinar de um incisivo central superior luxado extrusivamente. , 23(2), 82-84.

82. Shulman JD, Peterson J. A associação entre o traumatismo dos incisivos e as características oclusais em indivíduos com 8-50 anos de idade. Dent Traumatol. 2004 Abr;20(2):67-74.

83. Tsilingaridis G, Andreasen JO, Wigen TI, Maseng Aas AL, Malmgren O. Estudo multicêntrico escandinavo sobre o tratamento de 168 pacientes com 230 dentes permanentes intruídos - um estudo de coorte retrospetivo. Dent Traumatol. 2016;32(5):353-60.

84. Taintor JF. Bonness PW Bieterfield RD. O dente intruído. Dent Survey 1977: 55: 3O-1

85. Tewari N, Mathur VP, Singh N, Singh S, Pandey RK. Long-term effects of traumatic dental injuries of primary dentition on permanent successors: a retrospective study of 596 teeth. Dent Traumatol. 2018;34:129-34.

86. Tewari N, Mathur VP, Siddiqui I, Morankar R, Verma AR, Pandey RM. Prevalência de lesões dentárias traumáticas na Índia: Uma revisão sistemática e meta-análise. Indian J Dent Res. 2020 Jul-Aug;31(4):601-614. doi: 10.4103/ijdr.IJDR_953_19. PMID: 33107464.

87. von Arx T. Developmental disturbances of permanent teeth following trauma to the primary dentition. Aust Dent J. 1993 Feb;38(1):1-10.

88. Wankhade AD, Pandey RK, Singh RK, Gondhalekar R. Uma nova abordagem na gestão da luxação lateral do dente primário. BMJ Case Rep. 2013 Mar 22; 2013:bcr2012007984.

89. Zhang JL, Peng ZL, Huang J, Pan YJ, Sun ZW, Mai ZH. Um estudo retrospetivo de dois anos sobre lesões dentárias traumáticas na

dentição primária. Medicina (Baltimore). 2023 Nov 10;102 (45):e35750.

90. Zaleckiene V, Peciuliene V, Brukiene V, Drukteinis S. Lesões dentárias traumáticas: Etiologia, prevalência e possíveis resultados. *Stomatologija.* 2014; 16 (1):7-14.

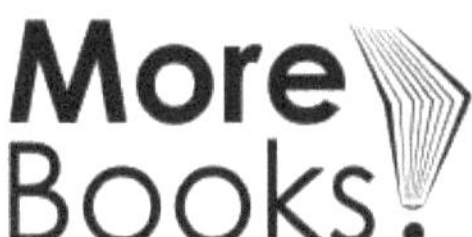

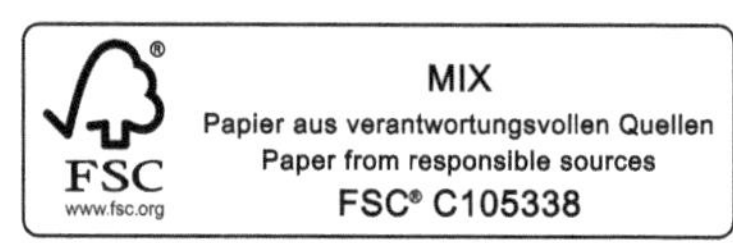

Printed by Books on Demand GmbH, Norderstedt / Germany